Helga Jursch

50 Shades of Ayurveda

Erfahrungsbericht

Zu diesem Buch:

Ayurveda – diese sinnliche Wohlfühl-Therapie gibt es von der sanften Wellness-Anwendung bis zur althergebrachten Hardcore-Ausführung. In der ursprünglichen Form soll diese Behandlung besonders wirksam sein. Doch was wird einem abverlangt, wie fühlt sich so eine Kur wirklich an?

Begleiten Sie die Autorin und ihre Freundin nach Indien und erfahren Sie aus erster Hand, wie sich eine traditionelle Runderneuerung anfühlt und welche Hürden die Götter vor den Erfolg gesetzt haben.

Über die Autorin:

Helga Jursch wurde 1960 in Hamburg geboren und lebte schon als Kind im Ausland. Dies führte zu einem bislang unstillbaren Drang in die Ferne, der in regelmäßigen Abständen ausbricht. Wenn sie nicht auf Reisen ist, lebt sie mit ihrer Familie in der Nähe von Stuttgart.

Kontakt:

info@helga-jursch.de

www.helga-jursch.de

Helga Jursch

50 Shades of Ayurveda

Erfahrungsbericht

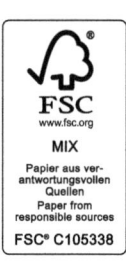

Bibliografische Information der Deutschen Nationalbibliothek:
Die Deutsche Nationalbibliothek verzeichnet diese
Publikation in der Deutschen Nationalbibliografie;
detaillierte bibliografische Daten sind im Internet
über http://dnb.dnb.de abrufbar.

Herstellung und Verlag: BoD – Books on Demand,
Norderstedt

ISBN: 978-3-7460-1880-5

Inhaltsverzeichnis

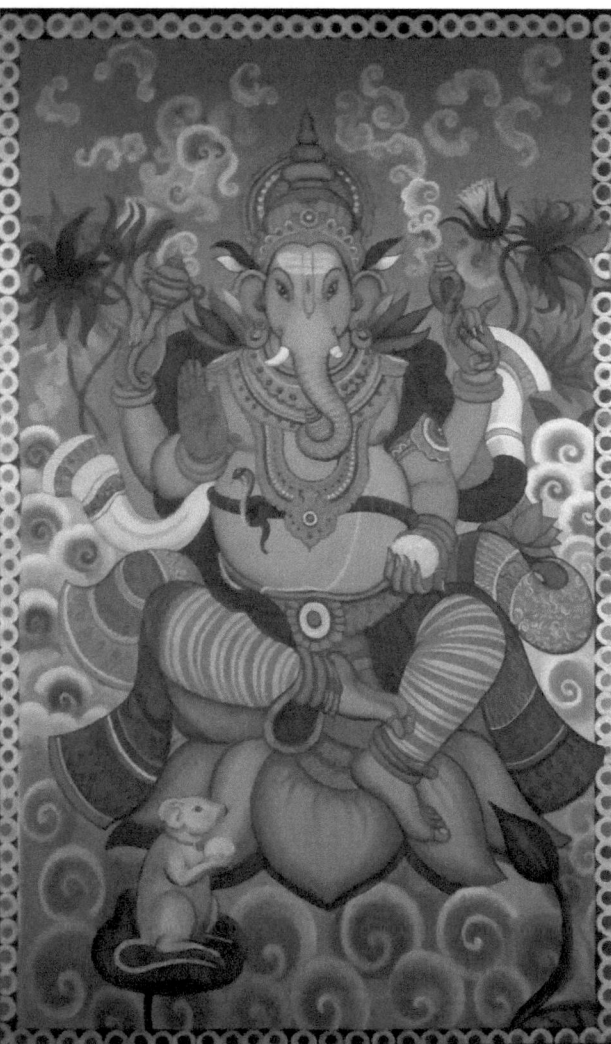

Was ist Ayurveda?

Ayurveda kommt aus dem Indischen und heißt Wissenschaft über das Leben. In mehreren tausend Jahren hat sich eine Heilslehre herausgebildet, um gesund zu werden und zu bleiben. Die Ratschläge zur Lebensführung sind unseren Hinweisen für ein gesundes Leben ähnlich.

Im Krankheitsfall weichen aber die Vorstellungen oft stark von dem ab, was bei uns üblich ist.

Durch eine Ernährungsweise, die an die eigene Konstitution angepasst ist, soll die Gesundheit gefördert werden. Diese kann sich je nach Konstitutionstyp stark unterscheiden.

Ist die Gesundheit erst einmal angeschlagen, kann man sie mit Hilfe einer Panchakarma-Kur wiederherstellen. Dabei wird der ganze Körper gründlich gereinigt und von allen Schlacken befreit. Spätestens jetzt rollt der medizinisch vorgebildete Mensch entnervt mit den Augen, da es keine Schlacken gibt! Diese werden vom Körper neutralisiert und ausgeschieden. Das wiederum ist eine Definitionsfrage. Für Ayurvedakundige sind Gefäß- und Kalkablagerungen, Gichtkristalle, eingelagerte Giftstoffe, ja, sogar zu viel Zucker im Blut Schlacken, die mittels geeigneter Maßnahmen aus dem Körper entfernt werden müssen. Üblicherweise macht man das mit einer klassischen Panchakarma-Kur.

Sie beinhaltet Massagen, Stirngüsse, Einläufe, eingeleitetes Erbrechen, Nasenreinigung und gegebenenfalls Aderlässe. Sie sollte nicht weniger als drei und nicht länger als sieben Wochen dauern.

Inzwischen gibt es auf dem Markt reichlich abgespeckte Versionen, die nur ein- bis zwei Wochen dauern und sich auf die angenehmen Aspekte von Ayurveda konzentrieren, aber natürlich auch nicht den gesundheitlichen Effekt einer umfassenden Panchakarma-Kur haben.

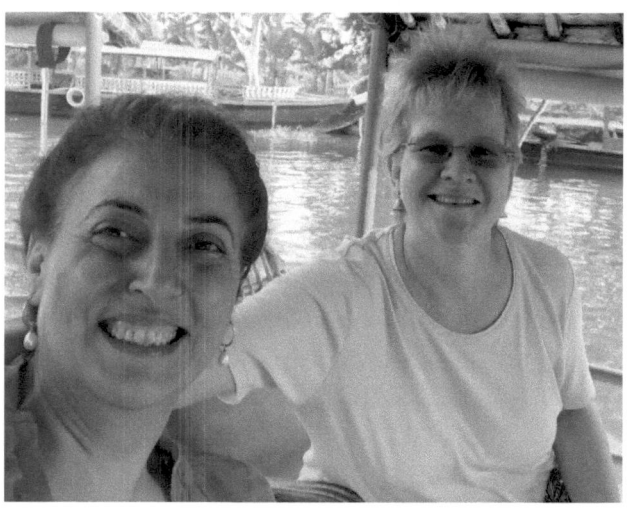

Wie alles begann

Schon vor zwölf Jahren machte ich eine Ayurvedakur, die ich ungeschminkt in meinem Buch „Butterschmalz zum Frühstück" beschrieben habe. Die Reaktion der meisten Lesenden war: Nie im Leben!

Aber keine Regel ohne Ausnahme, und die Ausnahme ist Meral Emir. Sie hat einen wunderbaren Schönheitssalon, sehr viel Arbeit und noch mehr Verantwortung. Sie sagte: „Wenn du wieder so was machst, komme ich mit. Ehrlich!"

Es ist wahrscheinlich eine fixe Idee. Meine Haare. Wer mich so sieht, denkt sich nichts. Meine Haare sind auffällig unauffällig. Früher waren sie auffällig und haben mir Kummer ohne Ende gemacht. Bis ich eines Tages fast weinend in Merals Salon saß. Sie hat mich getröstet, mir einen Cappuccino hingestellt und gemeint, sie hätte schon viel schlimmere Fälle gesehen. Und dass sie meine Haare so drechseln könne, dass keiner was von den von mir empfundenen Problemen ahnt. Das hatte mir schon mal eine Friseurin versprochen und eine Schreckschraube aus mir gemacht, die jeden Tag heulte, bis die Haare einigermaßen nachgewachsen waren.

Ich nahm meine Brille ab, was so ein bisschen wie Licht ausknipsen ist und begab mich in Merals Hände. Nach der Haarwäsche bekam ich eine grandiose Kopfmassage verpasst. Dann trat die Schere in Aktion. Und der Rasierer. Als ich meine Brille wieder aufsetzte, sah ich stinknormal aus. Einfach hundsgewöhnlich. Kein Mensch würde auch nur im Entferntesten von meinen Haarproblemen ahnen. Das war mehr, als ich erwartet hatte. Ich schloss Meral auf der Stelle in mein Herz und erzählte ihr von meinem Kummer, meinen Sorgen und meinen Freuden. Friseurinnen sind Psychotherapeutinnen und gleichzeitig so tröstlich wie eine liebe Oma. Deshalb wusste Meral auch von meiner ersten Ayurvedakur. Von der heilsamen Folter, die ich damals erlebt habe und die meine Freundinnen und Bekannten mit gruseligem Schauer zur Kenntnis nahmen und mir mitteilten, dass sie gewiss niemals so eine Behandlung machen würden. Meral hingegen fand das interessant und sagte, dass sie mitwolle, wenn ich je wieder so eine Kur mache.

Irgendwann fühlen wir beide uns ausgelaugt und reden über eine neue Kur. Geplänkel, das ich nicht ernst nehme. Gerne, ja, ja, irgendwann. Meral nennt konkrete Daten. Als ich das nächste Mal wiederkomme, um mir eine straßenköterfarbene Normalfrisur machen zu lassen, die alles Anormale fantastisch kaschiert, will Meral wissen, wie weit ich mit der Suche nach einer Kur bin. Ich bekomme einen Schock. Sie meint es wirklich ernst!

Ich stehe also da, mit dem Rücken zur Wand. Wo zaubere ich auf die Schnelle eine Ayurvedakur her? Ich finde im Internet ein hinreißendes Resort am Meer und melde uns an. Nach Tagen stellt sich aber heraus, dass das Angebot doch nicht existiert! Und jetzt? Es gibt spezialisierte Reiseveranstalter. Dort melden wir uns und erfahren sogleich, dass es am Meer nichts mehr gibt, es sei denn, frau ist sehr reich. Sind wir nicht. Eine andere, weniger attraktive Möglichkeit wäre das Landesinnere. Aber bei einer Ayurvedakur soll man strenggenommen sowieso nicht im Meer baden, und Meral möchte eine authentische Kur. Ich will nur weg. Weg vom Alltag, rein in die Sonne, Ruhe genießen.

Ja, da gibt es was. In Kerala, Südindien, in der Nähe des Städtchens Kottayam. Das Athreya Ayurvedic Centre. Das Angebot sagt uns zu. Eine echte und professionelle Kur, wie man sie nur noch selten findet. Genau das Richtige!

Die Homepage überrascht mich. Auf den Bildern sieht das Resort ganz idyllisch aus. Dort werden, im Gegensatz zu den meisten anderen Kliniken, alle Behandlungsmethoden ohne Beschönigung beschrieben, nirgendwo wird ein Blatt vor den Mund genommen. Nach unserer Anmeldung müssen wir einen langen und detaillierten Fragebogen ausfüllen, der dem Arzt vorab zugemailt wird. Nicht nur die eigene Krankengeschichte ist interessant, sondern auch die aller Vor- und Nachfahren in direkter Linie. Die Arbeit, die Lebens- und Ernährungsweise, eingenommene Medikamente, Größe, Gewicht. Eben alles. Bis hin zum Verhalten des Stuhls. Schwimmt er oder sinkt er? (Schwimmen ist besser).

Der Erhalt des Fragebogens wird vom Arzt prompt quittiert.

Der nächste Fragebogen trudelt ein, diesmal von der Botschaft. Früher musste man seinen Pass dort hinschicken, um ein Visum zu erhalten. Nun lässt sich das Ganze aber online erledigen. Angeblich innerhalb einer Woche. Ich hoffe sehr, dass dies stimmt, denn sonst haben wir ein echtes Problem.

Es wird viel abgefragt, persönliche Daten, Beruf, Ziel der Reise, bis hin zu Geburtsdatum und -ort der Eltern und Großeltern. Oder militärische Dienstgrade. Die Frage ist für uns praktischerweise durch ein „nicht zutreffend" sehr leicht zu beantworten, genauso wie die Familienbande nach Pakistan. Zahlen tut man das Ganze per PayPal, und dann heißt es abwarten.

Doch schon am übernächsten Tag erhalten wir unser Visum. Jetzt geht alles sehr schnell. Die Reiseunterlagen kommen. Eilig noch ein paar neue T-Shirts und luftige Teile gekauft, alles gepackt und los!

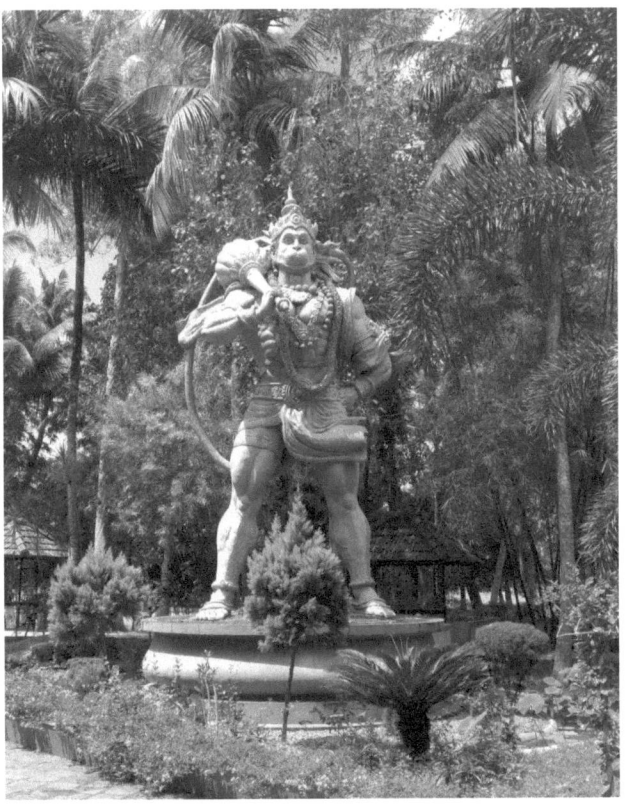

Flugobjekte: vom Flugzeug zum Moskito

Morgens um halb sechs kommt Meral mich mit ihrem Mann abholen. Wir fahren zum Münchner Flughafen. Es ist auf der Autobahn sehr ruhig und gesittet, sodass wir nicht mal zwei Stunden brauchen und eine ganze Stunde zu früh ankommen. Umso gemütlicher können wir frühstücken. Dann schlendern wir zur Sicherheitskontrolle. Die Länge der Schlangen versetzt uns in Panik! Während wir uns nervös hibbelnd langsam und zäh vorarbeiten, überlegen wir uns, ob es nicht eine weit bessere Idee gewesen wäre, hinter der Sicherheitskontrolle zu frühstücken. Der weitere Verlauf der Kontrolle überzeugt uns definitiv davon. Als wir endlich gefilzt sind, geht es im Sauseschritt ins Flugzeug. Und dann befinden wir uns über den Wolken.

Es ist schon dunkel, als wir in Abu Dhabi zwischenlanden. Der Druck der letzten Zeit fällt von uns ab und plötzlich sind wir sehr, sehr müde. Der nächste Flieger ist riesig und knallvoll. Das mit dem Schlafen will nicht so richtig klappen. Meine Beine werden dick. Eigentlich würde ich sehr gern ein wenig aufstehen, aber der Herr, der den Gangplatz hat, schläft fest und laut.

Kurz nach drei Uhr morgens kommen wir in Kochi an. Dieser Flughafen wird komplett mit Solarstrom betrieben und ist der erste seiner Art. Er ist sehr modern und sauber. Alles funktioniert reibungslos. Am Ausgang hält ein Mann ein Schild mit unseren Namen hoch.

Indien hat eine eigene Autoindustrie, Tata und Ambassador. Beide Autotypen hatten ein ganz charakteristisches, eigenes Design. Der Ambassador ist mittlerweile wohl ausgestorben, während der Tata zu einem Japan-Verschnitt mutiert ist. Wir nehmen also in einem sehr japanisch aussehenden, indischen Wagen Platz. Unser Fahrer kann nicht viel Englisch. Er spielt beim Fahren mit seinem Handy herum, was mir nicht gefällt. Dann reicht er es mir. Ich soll mir was anhören. Auf dem Bildschirm erscheint eine WhatsApp-Sprachnachricht. Sie ist vom Arzt. Er heißt uns in Indien herzlich willkommen. Wir sollen uns im Auto sicher fühlen, und wenn der Fahrer zu schnell fährt, sollen wir mit ihm schimpfen.

Die Straßen sind gut ausgebaut und in einem einwandfreien Zustand. Tiere und Menschen findet man dort nicht mehr, sondern stattdessen japanische Autos, japanische Klone, Motorradrikschas, die hier lautmalerisch absolut passend Tuktuk genannt werden, und jede Menge Zweiräder. Der Verkehr ist mörderisch. Zumindest für unsere Verhältnisse. Wenn ein Fahrzeug im Weg ist, wird es überholt. Egal, ob Gegenverkehr kommt oder nicht. Doch jetzt ist es noch einigermaßen ruhig, es ist ja erst fünf Uhr morgens. Bald darauf klingelt wieder das Handy des Fahrers. Der Arzt ist dran, diesmal in echt, um nun ein persönliches Willkommen nachzuschieben. Außerdem will er sicher sein, dass es uns an nichts fehlt.

Als der Tag langsam erwacht, sind wir da. Inmitten von Reisfeldern am Rande des Städtchens Kottayam hält sich das Resort versteckt. Gleich wenn man reinkommt, stößt man auf die riesige Statue des Affengottes Hanuman. Er steht für (übermenschliche) Kraft. Der Swimmingpool ist .... nicht da. Es gibt keinen! Deswegen gab es im Prospekt auch kein Bild davon. Ich schlucke. Es war uns zwar bekannt, aber trotzdem schlimm, dass es hier kein Meer gibt, Ayurveda hin oder her. Dass es aber auch keinen Pool gibt, ist eine herbe Überraschung. Genauso wenig wie eine Liegewiese. Das Restaurant besteht aus Tischen, die so verteilt sind, dass man zu seinen Mitmenschen wenig Kontakt hat. Überhaupt ist die ganze Anlage ziemlich schlicht und nicht übermäßig gepflegt. Gehobene Jugendherberge, darüber täuscht auch die kräftig wuchernde und üppig blühende Vegetation nicht hinweg. Ich bin ernüchtert.

Wir beziehen unsere Zimmer, denn wir schlafen getrennt. Ich weiß ja von früher, dass es einem während der Kur öfters nicht gut geht und man einen Rückzugsort braucht, denn auch eine gute Freundin kann einem in dieser Situation auf die Nerven gehen. Von zwei Bekannten weiß ich, dass sie als Freundinnen die Kur antraten und als Feindinnen zurückkamen. Das will ich unbedingt vermeiden.

Die Umstände unserer Unterbringung sind ideal. Wir haben zwei nebeneinanderliegende Zimmer und eine gemeinsame Terrasse. Die Zimmer sind einfach. Mein Zimmer hat Linoleumboden, aber dafür hängt ein Flachbildschirm an der Wand. Meral hingegen hat schöne Bodenfliesen, muss sich aber mit einem Röhrenfernseher abfinden. Das ist allerdings halb so wild, da keine von uns den Fernseher oder die Klimaanlage je eingeschaltet hat, da das nicht zur Ayurvedakur passt. Die Wärme lieben wir beide sowieso, und ein Deckenventilator sorgt für genügend Luftbewegung. Im Bad gibt es keine Dusche, sondern Wasserhähne auf halber Höhe, unter denen ein großer Eimer steht. An seinem Rand hängt ein kleiner Schöpfkrug. Man überschüttet sich also mit dem Wasser aus dem Eimer. Diese Art des Bades heißt Mandi und ist in Asien sehr beliebt. Ein paar Meter von der Terrasse entfernt befindet sich ein Mäuerchen, und hinter diesem Mäuerchen befindet sich ein extrem träge dahinfließender bis stehender Kanal. Dahinter sind die Reisfelder, die von zahlreichen Kanälchen durchzogen sind. Ein Paradies für Mücken! Und demzufolge die Hölle für mich. Aber das zählt erst mal nicht.

Nach dem ersten Rundgang durchs Zimmer sehe ich nur noch das Bett. Katzenwäsche, dann falle ich in einen komatösen Schlaf.

Irgendwann klingelt eine Glocke Sturm. Es gibt Mittagessen. Eine Reisspeise, ein Curry, Gemüse, Soße und Obst. Zu trinken gibt es heißen oder lauwarmen Kräutertee.

Wir setzen uns zu Danuta aus Polen und Shazma, die wegen ihres pakistanischen Ursprungs so aussieht wie die Einheimischen, aber aus Schottland kommt.

Nach dem Essen ist Arztvisite. Der Arzt ist viel jünger als ich dachte, freundlich und erfreulicherweise auch sehr humorvoll. Wir berichten von unseren Wehwehchen. Ich bin einfach nervlich runter. Dazu knirscht noch das eine oder andere Gelenk. Zudem möchte ich meinen Stoffwechsel umstellen. Bei Temperaturen unter 25 Grad friere ich nämlich. Das sind immerhin zehn Monate im Jahr. Dabei habe ich wirklich genug Speck an mir, der mich eigentlich warmhalten sollte. Tut er aber nicht. Ich will nun, dass der Arzt macht, dass mein Körper nicht jedes Gramm, was er nicht fürs Überleben braucht, in Fett verwandelt, sondern mit dieser Energie erst mal für wohlige Wärme sorgt. Dr. Sreejit ist zuversichtlich, dass man da was machen könne. Er zieht an manchen Gelenken, kneift schmerzhaft in meinen Speck und tastet meinen Bauch ab, wobei er große Temperaturunterschiede feststellt. Es ist wahr! Mein Bauch ist an verschiedenen Stellen unterschiedlich temperiert. Das ist nicht gut. Der Bauch sollte gleichmäßig temperiert sein.

Meral möchte abnehmen. Außerdem ist sie völlig erschöpft. Der Arzt will wissen, wie sich die Erschöpfung äußert und wann sie auftaucht, also beschreibt Meral ihren Alltag. Der Arzt lacht schallend. Das wäre doch gar keine Erschöpfung im krankhaften Sinne. Das ist eine völlig gesunde und normale Reaktion auf dermaßen viel Arbeit. Hier kann Ayurveda höchstens kurzfristig wirken. Mittelfristig hilft nur, weniger zu arbeiten. Auch sie wird schmerzhaft gekniffen und ihr Bauch weist ebenfalls unterschiedliche Temperaturzonen auf. Abnehmen wäre eigentlich auch ein Thema für mich, aber ich weiß, dass das bei mir nicht funktioniert. Also probiere ich es erst gar nicht.

Gewissenhaft trägt der Arzt alle Befunde mit verschiedenfarbigen Stiften in große Bögen ein. Dann werden unsere Behandlerinnen hereinzitiert. Kleine, zarte, blutjunge Püppchen in grünen Pluderhosen mit einem orangenem Überkleid. Ady und Shansy werden sich um Meral kümmern, während ich von Lindsy und Suraby versorgt werde. Der Arzt bespricht mit ihnen in der örtlichen Sprache Malayalam die Behandlung. Malayalam ist eine sehr hektische Sprache. Lange Wörter, durch die man phonetisch durchrennt, wobei mindestens die Hälfte der Buchstaben auf der Strecke bleibt. Selbst sachliche Zusammenhänge kommen sehr aufgeregt rüber. Irgendwann wissen unsere Behandlerinnen genau, was sie tun sollen.

Jede von uns verschwindet mit ihren Mädchen in einem Behandlungsraum. Ich komme in einen hölzernen Pavillon. Ein wuchtiger, riesiger Massagetisch steht im Raum. Er ist badewannenartig ausgebildet. Fenster gibt es nicht, doch eine Tür zum Innenhof steht offen und lässt Licht herein. Räucherstäbchen brennen und Meditationsmusik erklingt. Ich muss mich ausziehen und bekomme einen papiernen Lendenschurz umgelegt, über den ich mich noch ziemlich aufregen werde, weil er mir zwischendrin immer wieder abgenommen wird. Da kann man ihn doch gleich weglassen! Aber – um es vorwegzunehmen – das konnte ich meinen Behandlerinnen bis zum Schluss nicht vermitteln. Dann muss ich mich auf einen Hocker setzen. Mein Rücken wird bearbeitet. Der Stress, der darin steckt, wird nun gequetscht, gerollt und herausgeprügelt. Das tut weh. Und nicht nur ein bisschen, sondern sogar ziemlich. Ich bin froh, als es vorbei ist. Doch jetzt ist der Bauch dran. Bereits nach einer Minute habe ich den Eindruck, dass ich mir die Harmonisierung der verschiedenen Temperaturbereiche sehr, sehr schmerzhaft erkaufe. Dass so zarte Mädchen so gewaltig drücken können ...

Endlich hört das Rädern und Vierteilen auf.

Nun bekomme ich ein Kräuterbad. Da dieses in der Herstellung sehr aufwendig ist, kann man es sich nicht leisten, eine Badewanne damit zu füllen. Stattdessen leeren meine Behandlerinnen es mit kleinen Krügen über mich. Vom Massagetisch fließt es über eine Rinne ab und wird wieder aufgefangen. Das geht eine Dreiviertelstunde lang so. Dann darf ich ich mich im Mandi waschen und werde behutsam, wie eine Schwerkranke, in mein Zimmer gebracht. Meral kommt ebenfalls zurück und stöhnt über die schmerzhafte Behandlung.

Ein wenig später werden wir wieder von unseren Behandlerinnen abgeholt, für den Stirnguss oder Shirodhara. Warmes Öl rinnt einem in einem ganz zarten Strahl über die Stirn. Das führt zu einer sagenhaften Tiefenentspannung. Aber hier ist das Öl nicht warm und auch kein Öl. Eine kalte Flüssigkeit, die elend riecht, plätschert auf mein Haupt und rinnt weiter in meine Haare. Doch mein Entspannungszentrum nimmt auch diesen Stirnguss dankbar zur Kenntnis und versetzt mich in einen erholsamen, lang vermissten Zustand. Als ich nach einer Dreiviertelstunde wieder in der Gegenwart auftauche, bekomme ich die Haare gewaschen. Das genieße ich sehr. Ich finde Haare gewaschen bekommen total schön, und wenn ich könnte, wie ich wollte, würde ich sie mir jedes Mal in Merals Salon auf dem Massagesessel waschen lassen. Mit anschließender Kopfmassage natürlich! Jedenfalls werde ich zufrieden und ausgeruht wieder in mein Zimmer zurückgebracht.

Es wird Abend. Die Sonne geht spektakulär über den Reisfeldern unter, und genauso spektakulär setzen die Moskitos zur Jagd auf mich an. Es wäre an der Zeit, Insektenschutzmittel aufzutragen. Wenn – ja wenn das mit Ayurveda verträglich wäre. Ist es aber nicht. Ich soll ja wieder sauber werden. Körperlich, geistig, seelisch. Da passt es dann einfach nicht, wenn man die Außenhülle mit Chemie zuschmiert. Was also tun? Während Meral mit den Frauen in den Zimmern um uns herum vergnügt plaudert, bin ich gezwungen, ins Zimmer zu gehen und mich unter den Ventilator zu setzen, weil die kleinen Blutsauger nicht gegen die Luftströmung ankommen. Ich genieße das Ausbleiben der Blutsauger, bis der Gong zum Abendessen ertönt. Also wieder raus in die feindliche Moskitowelt!

Nach dem Abendessen bekommen wir unsere Medikamente ausgehändigt. Ein Zungenschaber, ein kleiner Messbecher und eine Batterie Flaschen bilden unsere Erstausstattung. Danach müssen wir ein Video gucken. Morgen ist nämlich das eingeleitete Erbrechen dran. Das ist bei jedem Kurteilnehmer Pflicht. In mir sträubt sich alles. Aber es hilft nichts. Da der Arzt keinem Patienten zumuten möchte, etwas mitmachen zu müssen, was er nicht selber durchlebt hat, bekommen wir am Abend vorm nächsten Therapieschritt ein Video gezeigt, in dem der Arzt genau das durchexerziert, was uns am nächsten Tag bevorsteht. Wir sehen also unserem Arzt beim Kotzen zu. Mit diesem doch sehr plastischen Eindruck dessen, was uns am nächsten Tag bevorsteht und eingehüllt in eine Wolke Moskitos begebe ich mich ins Bett.

Es schmerzt und quält

Ich werde von einem wundervollen, spektakulären Getöse wach. Hier wimmelt es nur so von Vögeln. Sie inszenieren den Tagesbeginn wie ein großes, dramatisches Orchester. Eine Wagner-Oper. Mindestens. Mir krampft sich das Herz zusammen, wenn ich an die einsamen Piepmätzchen in Deutschland denke, die mit zartem Stimmchen hilflos gegen die Nacht anstinken. Es zwitschert, pfeift, jubiliert, singt, schnattert, krächzt, tiriliert und kräht, dass es nur so eine Freude ist. Es ist auch gut, dass ich mich jetzt freue, denn bald wird mir ganz anders werden.

Pünktlich um sechs Uhr holen mich meine Behandlerinnen ab. Wieder werden Rücken und Bauch so schmerzhaft massiert, dass ich zwischendurch das Atmen einstelle. Das anschließende Kräuterbad lässt mich meine Schmerzen jedoch einigermaßen vergessen. Dann muss ich, wie ich es im Video gesehen habe, einen Becher schnell leertrinken. Es handelt sich um eine lakritzartige Flüssigkeit, die sogar ganz akzeptabel schmeckt. Die Behandlerinnen machen Druck. Ich soll schneller trinken! Einen Becher, zwei, drei, vier, viele. Bis ich nicht mehr kann. Mein Bauch ist am Platzen, Lindsy und Suraby massieren ihn. Und da kommt er auch schon, der Schwall. Ich werde gelobt. Gut gemacht! Und wieder trinken! Einen Becher nach dem anderen. Bis mir übel ist. Aber der Schwall kommt nicht. Meine Behandlerinnen fordern mich auf, die Finger in den Hals zu stecken. Ich würge und würge, aber ich verharre im Leerlauf. Also noch ein Becher! Mir wird noch elender, doch weder Finger noch Magenmassage können mich zum Erbrechen bewegen. Meine Behandlerinnen geben auf. Mir ist todsterbenselend zumute, und so führen sie mich in mein Zimmer zurück. Meral sitzt schon auf der Terrasse. Ganz entspannt und ganz leer. War doch alles easy, oder?

Die Toilette. Ich steuere sie sofort an. Meinem elenden Zustand muss ich ein Ende bereiten. Aber das funktioniert nicht. In der Beziehung bin ich wie ein Pferd. Was oben reinkommt, muss hinten raus. Zwischendrin muss ich eben leiden, bis es so weit ist. Dann muss ich eben warten, bis die Lakritze durch meinen Körper gewandert ist. Schadet nicht. Fühlt sich nur blöd an.

Es wird Zeit fürs Frühstück. Jede Ablenkung ist mir recht. Doch nachdem unser Verdauungstrakt so mühsam gereinigt wird, dürfen wir ihn nicht durch gewöhnliches Essen verschmutzen. Wir bekommen eine Schüssel Reisbrei und eine Portion gekochte Mungobohnen. Nachwürzen dürfen wir gern mit salziger Buttermilch, die mit Zitronensaft und Kräutern versetzt wurde. Doch mir ist so elend zumute, dass ich das Frühstück fast unangetastet stehen lasse. Trinken kann ich erst recht nichts.

Aber auch Meral bleibt trotz des einfachen Erbrechens nicht vom Elend verschont. Sie muss auf Kaffee verzichten, und dieser Verzicht fordert seinen Tribut. Sie hat Kopfschmerzen, und das nicht zu knapp. Ihre Behandlerinnen streichen ihr eine schwarze Paste auf die Stirn. Dennoch hängt sie so gequält in ihrem Korbsessel auf der Terrasse, dass mir ganz anders wird. In was für eine Situation habe ich sie gebracht? Kann sie mir das verzeihen? Ich fange an zu verstehen, warum zwei einstmalige Freundinnen als Feindinnen zurückkehren, obwohl ich hoffe, dass es uns nicht so geht.

In meinem Bauch rumpelt und pumpelt es. Dann muss ich eilig zur Toilette. Das Brechmittel wirkt bei mir als Abführmittel. Sei's drum. Nach einer Weile geht es mir besser und ich werde zum Stirnguss abgeholt, der abermals kalt und übelriechend ist. Nichtsdestotrotz wirkt er entspannend.

Bei der Visite jammere ich. Die Massagen waren so schmerzhaft! Das Brechmittel so elend! Und der Stirnguss riecht nicht gut.

„Riecht nicht gut? Nein, das kann nicht sein", behauptet der Arzt. „Von nicht gut riechen kann keine

Rede sein. Um es ganz klar zu sagen: Der Stirnguss stinkt! Er stinkt abscheulich."

Dass der Arzt ein Mann klarer Worte ist, gefällt mir. Dass er mir aber diesen Stirnguss trotz des bekannten Gestanks verordnet, weniger. Aber da ist er unerbittlich. Das warme Öl verweigert er mir mit Hinweis darauf, dass Öl das Mittel der Wahl für ein beschädigtes Nervensystem ist. Die stinkende Flüssigkeit, bei der es sich übrigens um vergorene Buttermilch handelt, bekommen Leute mit gesunden, aber überstrapazierten Nerven. Ich solle froh sein, dass ich kein Öl brauche. Hmpf. Und er schlägt mir einen Kompromiss zur Güte vor: Ich bekomme von nun an warme vergorene Buttermilch aufs Haupt. Immerhin.

Ich begebe mich zum köstlichen Mittagessen aus Reisbrei und Mungobohnen. Bei uns am Tisch sitzen die blutjunge Melissa aus Hongkong und der ebenfalls noch knackige Jörn aus Deutschland.

Melissa ist freiberufliche Sängerin. Sie kämpft um Engagements, um ihr Geld, um Räume für Proben. Ein sehr anstrengendes und frustrierendes Geschäft, das ihren Magen ruiniert hat. Hier möchte sie wieder zu sich selbst kommen und spürt schon die ersten wohltuenden Effekte. Anders Jörn, überaus erfolgreicher Geschäftsführer einer selbstgegründeten IT-Firma, die wächst und gedeiht. Jörn dreht Runden um die Welt. Gestern São Paulo, übermorgen Shanghai. Eine Glitzerwelt. Aber Jörn widerspricht lebhaft. „Das hört sich alles so toll an, und ist bestimmt auch irgendwo toll, aber ich finde es einfach nur noch anstrengend. Ich kann nicht mehr! Mir tut alles weh." Jörn ist schon seit drei Wochen hier, doch sein Zustand hat sich nicht nennenswert verbessert. Er steht auf und läuft gebeugt und langsam weg.

Den Nachmittag verbringen wir mit Nichtstun und Lesen. Einfach dasitzen und nichts tun in dem Wissen, dass man nichts tun muss, das empfinde ich jetzt als hochgradig erholsam.

Am späten Nachmittag gehen wir zum Yoga, das ich schon jahrelang praktiziere. Meral ist Neuling.

Thomas ist unser Yogalehrer. Seine Ansagen sind ruhig und deutlich. Sehr gut! Die Stunde läuft fast genauso ab wie in Deutschland, also muss meine deutsche Lehrerin alles richtig machen.

Zunächst legen wir uns ausgestreckt auf unsere Matten und entspannen. Wir müssen wechselweise Muskelgruppen anspannen und dann loslassen. Nach der Entspannung setzen wir uns in den Schneidersitz und lauschen dem Mantra, diesem gebetsartigen Gesang, das der Lehrer nun singt. Es folgen einige Atemübungen. Dann führen wir den Sonnengruß aus. Das ist eine sehr wichtige und universelle Übung, die den ganzen Körper auf Trab bringt. Anschließend geht es weiter mit einem Zyklus von Übungen, bei denen man sich teilweise brezelartig verdrehen muss. Dabei komme ich an meine Grenzen. Am Ende entspannen wir uns wieder wie zu Anfang, und schließlich beendet ein Mantra die Stunde.

Wir reden noch ein wenig mit dem Yogalehrer. Es ist schön, dass wir zur Abendstunde kommen. Weit wirksamer wäre aber, wenn wir morgens kämen. Um 5:45 Uhr.

He, wir haben Urlaub, Mann! Obwohl: Der Arzt hat uns empfohlen, um neun ins Bett zu gehen und bereits um fünf aufzustehen. Das mit dem frühen Zubettgehen könnte bei mir durchaus klappen, denn mittlerweile ist es dunkel und die Moskitos wetzen schon ihren Stachel, um auf mich loszugehen. Es ist Folter! Gibt es nichts Ayurvedisches, was diese Viecher fernhält? Doch, gibt es. Pria, die hier zu den guten Geistern gehört, holt mir eine Flasche Neemöl aus der Apotheke. Dabei händigt sie uns noch unsere Medikamente aus, die wir ab übermorgen nehmen sollen. Bei der Gelegenheit erfahre ich zu meiner größten Erleichterung, dass hier kaum mit Ghee, dem Butterschmalz, gearbeitet wird, sondern dass man vielmehr auf Bitterstoffe setzt, mit denen ich keine Probleme habe. Aber vorerst geht es um mein Moskitoproblem. Um es kurz zu machen: Das Neemöl stinkt, ist klebrig und die Moskitos kriegen einen Lachkrampf.

Eilig und gequält schaufel ich meinen Reisbrei und die Bohnen rein, um mich unverzüglich in mein Zimmer zurückzuziehen. Bis ich die Zähne geputzt habe, ist es neun. Ich lese noch ein wenig. Sehr wenig. Dann übermannt mich die Müdigkeit.

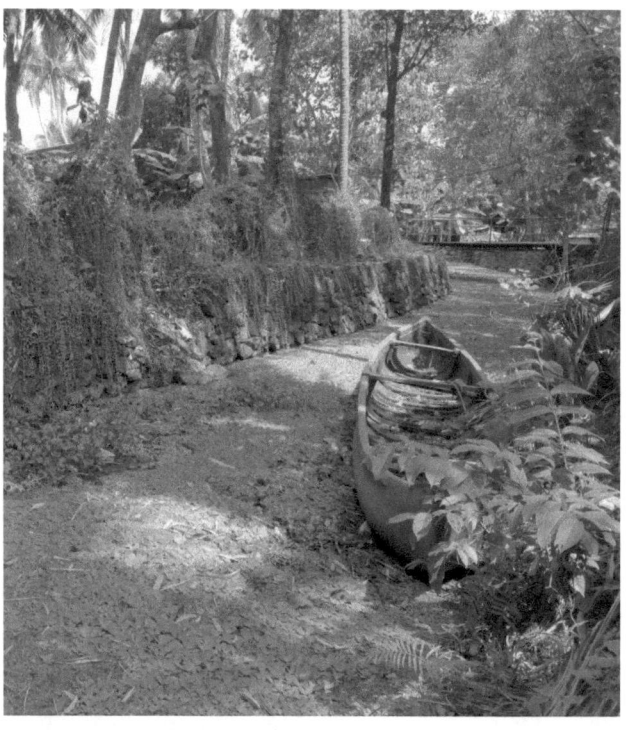

Fifty Shades am Rücken

Das Morgenyoga verschlafe ich. Das lautstarke und imposante Morgenkonzert der Vögel ebenso. Wach werde ich, als meine Behandlerinnen mich um sieben abholen. Entgiftung ist offensichtlich anstrengend!

Mit dem schicken Lendenschurz versehen nehme ich auf dem Hocker Platz. Die Mädels bohren mir ihre Fingerknöchel in den Rücken als gäb's kein Morgen. Ich verkrampfe mich. Sie bohren fester und nachdrücklicher. Ich spüre ganz genau, wie verhärtet die Muskeln in meinem Körper sind und bezweifle, dass diese brutale Massage sie erweichen kann. Oder vielleicht doch? Zähe Schnitzel bekommt man doch auch mit dem Fleischklopfer mürbe. Zwischendrin muss ich immer wieder mal den Atem anhalten und verfalle in Selbstmitleid. Endlich ist die Rückenmassage vorbei! Argwöhnisch lege ich mich in die Massagewanne. Jetzt wird das Schnitzel von vorn bearbeitet. Die Mädchen sind so zierlich und zart. Woher nehmen sie bloß die Bärenkräfte, um mich derartig zu traktieren? Ich fühle mich, als hätte mich ein Panzer überrollt. Aber das ist egal, denn jetzt ist das Kräuterbad dran! Doch mir tut alles so weh, dass ich nicht in einer Wanne, sondern auf einer superzarten Matratze liegen möchte. Eigentlich sollte ich jetzt entspannen. Doch ich leide und möchte aufspringen. Aber ich muss ausharren, bis ich fertig gebadet bin. Im Mandi spüle ich die Kräuterreste ab. Anschließend muss ich ein Abführmittel trinken, denn die Reinigung des Verdauungstraktes geht weiter. Eine bittere Brühe, durchaus erträglich. Gleich danach muss ich ein krümeliges Zeug essen, das sogar gut schmeckt. Zum Schluss bekomme ich wie an den Tagen zuvor eine Prise Pulver auf dem Scheitel verrieben, um dann wie eine Schwerkranke, flankiert von beiden Behandlerinnen, in mein Zimmer zurückgebracht zu werden.

Noch fühle ich mich wohl, deswegen gehe ich frühstücken. Wie gestern gibt es Reisbrei und Mungobohnen. Ich blicke neidisch auf das Obst meiner Tischgenossinnen. Das Abführmittel fängt an zu wirken. Jedes Mal, wenn ich auf Toilette war, soll ich ein Glas Kräutertee trinken. Gegen Mittag fühle ich mich leer – ich habe also genug Platz für eine neuerliche Portion Reisbrei nebst den mehligen, kleinen, grünen Bohnen.

Ich fühle mich etwas schlapp und genieße ausdrücklich die Zeit des Nichtstuns. Meral hingegen hat ihre Kaffeekrise noch nicht überwunden und hängt mitgenommen und leidend im Sessel. Sie hat fürchterliche Kopfschmerzen und überlegt, ob sie eine Schmerztablette nehmen soll, obwohl das während der Entgiftung natürlich nicht gut ist. Bei der Visite „erlaubt" der Arzt das Schmerzmittel. Er sagt, man kann nicht immer nur danach gehen, was medizinisch sinnvoll ist. Es ist auch wichtig, ein gewisses Maß an Wohlbefinden zu erhalten, sonst nützt die beste Therapie nichts. Erleichtert nimmt Meral ihre Tablette und ich kämpfe mit mir, ob ich mir chemisches Insektenschutzmittel kaufen soll, da das Neemöl nicht wirkt. Dr. Sreejit will, dass ich noch ein anderes Öl probiere, bevor ich zur Chemie greife, auch wenn dieses andere Öl noch viel schlimmer als das Neemöl stinkt.

Es wird Zeit für den Stirnguss. Ja, jetzt ist er warm. Gleichzeitig stinkt er stärker. Keine Rose ohne Dornen. Ein Ziel von Yoga ist, auch unter misslichen Bedingungen entspannen zu können, und hier kann ich das Gelernte gleich in die Praxis umsetzen. Es klappt auch einigermaßen. Trotzdem wäre mir wohlriechendes Öl lieber. Irgendwann ist der Stirnguss beendet und Lindsy wäscht mir die Haare.

Während ich entspannt auf der Terrasse sitze, hadert Meral mit ihren Haaren. Ihre langen Haare werden nach dem Stirnguss nicht gewaschen, sondern nur der Haaransatz, sodass immer ein wenig Buttermilch in den Haaren zurückbleibt. Davon abgesehen krallen sich die Geruchsmoleküle aus der Buttermilch höchst aggressiv an die Haare, sodass Shampoo gar nicht so viel ausrichten kann. Bei meinen kurzen, nasenfernen Haaren ist das insgesamt unproblematisch, obwohl ich immer wieder mal ein Duftwölkchen abbekomme, wenn ich den Kopf schüttle. Die Frauen mit langen Haaren sind jedoch alle am Jammern. Wenn ihnen eine Strähne ins Gesicht fällt, schlägt ihr Geruchszentrum jedes Mal Alarm. Also waschen sie sich nach der Haaransatzwäsche nochmals die Haare. Und nochmal. Und wieder. Denn die Geruchsmoleküle sind nicht zum Aufgeben bereit, auch nach vielen Haarwäschen nicht. Gelegentlich beneide ich Frauen um ihre, dichte, volle Haarpracht, doch jetzt gerade nicht. Meine fusseligen Härchen sind mir gerade recht.

Ich bücke mich. Mein T-Shirt rutscht hoch. Meral stößt einen Entsetzensschrei aus. „Dein Rücken! Ganz blau!" Ich versuche, mich so gut wie möglich zu drehen und erschrecke. Meral muss mir auch ihren Rücken zeigen. Dann fotografieren wir gegenseitig unseren Rücken ab und starren mit der Faszination des Grauens auf die Bilder. Jede von uns hat eine Supernovaexplosion auf dem Rücken. Blau, rot, grün, violett, gelb, rosa und noch jede Menge andere Farbtöne. Bestimmt 50! In was sind wir hier geraten?

Als die Dämmerung naht, öffne ich das neue Insektenabwehröl. Im Gegensatz zur Meinung des Arztes finde ich, dass es deutlich besser riecht als das Neemöl. Doch leider ist es genauso klebrig und wirkungslos.

An unserem Tisch ergeben sich interessante Gespräche, als wir abermals Reisbrei und Bohnen essen. Es ist interessant, mit wie wenig Essen man zufrieden ist, wenn es nur darum geht, satt zu werden, denn aus Genuss isst man (oder zumindest wir) nicht zwei Tage hintereinander nichts als wässrigen Reis und trockene Bohnen. Die Gespräche sind genauso unterhaltsam wie die verdammten Stechmücken blutrünstig. Flüchten oder standhalten? Ich gehe in mein moskitosicheres Zimmer. Jetzt kommt auch gerade Jeepee, der Hausmeister, vorbei. In einer Hand hält er ein Metallbecken mit glühendem Weihrauch, in der anderen einen Wedel aus Palmstroh. Damit räuchert er die Zimmer aus, auf dass die Plagegeister wirklich fernbleiben. Dankbar öffne ich ihm die Tür.

Später müssen wir wieder ein Video gucken, als Vorbereitung auf morgen. Denn morgen steht der Einlauf auf dem Programm. Der Arzt sagt gleich, dass das ein theoretischer und kein praktischer Film ist. Dennoch wissen wir am Ende genau, was uns erwartet.

Kaputtes Knie hat nichts mit Knie zu tun

Ich wache von selber kurz nach fünf auf. Es wird langsam hell und die Vögel machen einen fabelhaften Radau. Ich ziehe mich schnell an und laufe wie aufgezogen durch die Anlage. Mir fehlt hier die Möglichkeit, spazieren zu gehen. Die Klinik liegt mitten in Reisfeldern. Dort gibt es kleine, matschige Trampelpfade, denen man nicht wirklich ansieht, wo sie hinführen. Innerhalb der Anlage sind die Wege beschränkt, obwohl man die Klinik problemlos umrunden kann, was allerdings nur zur Stillung des Bewegungsdranges nützt. Nach vorne führt ein kurzer Weg an die Landstraße, auf der es aggressiv und chaotisch zugeht. Obwohl die Landschaft lieblich ist, besteht keine Möglichkeit zu einem erquicklichen Spaziergang. Jetzt ist es aber noch kühl, sodass ich die Klinik forschen Schrittes durchmessen kann, und danach geht es mir besser und es fällt mir leicht, mich gleich wieder zur Entspannung auf die Yogamatte zu legen.

Gleich nach der Yogastunde werde ich zur Behandlung abgeholt. In dem Wissen, dass ich einen völlig geschundenen Rücken habe, tut die Massage nochmal so weh. Auch als ich mich dann wegen der Bauchmassage auf den Rücken legen muss, könnte ich durchdrehen. Die Bauchmassage hingegen ist nicht mehr so schmerzhaft. Aber als ich aufstehe, habe ich das Gefühl, dass man mir den Bauch von innen abgerissen hat, dass das Fett nur noch lose darin rumliegt und einzig von der Haut gehalten wird.

Ich unterhalte mich ein wenig mit Lindsy und Suraby. Sie wohnen hier. Sie zeigen mir, wo sich die Schlafräume fürs Personal befinden. Die Arbeit beginnt um sechs Uhr morgens und geht, bis alle Patientinnen versorgt sind (Männer werden von Männern behandelt). Kost und Logis sind frei, dazu bekommt jede zwei Garnituren Kleidung. Das Gehalt beträgt etwa 100 Euro pro Monat. Einen freien Tag gibt es nicht. Nach vier Monaten Arbeit am Stück gibt es einen Monat frei. Insgesamt sind die Mädchen mit ihren Arbeitsbedingungen zufrieden. Hier gebe es keine Willkür, sondern alles würde nach transparenten Regeln funktionieren. Aber die Bezahlung könnte deutlich besser sein. Alle Behandlerinnen sind sehr jung und bleiben wohl auch nicht so lange im Beruf. Eine Station zwischen Schule und Ehe...

Bei der Visite beschwere ich mich. Soweit mir bekannt, bedeuten blaue Flecken bei der Massage, dass der Masseur etwas falsch gemacht hat. Das verneint der Arzt entschieden! Die Massage wäre sehr tiefgehend und es wäre völlig in Ordnung, bunt anzulaufen. In ein paar Tagen wäre das kein Thema mehr. Dann beschwere ich mich noch über mein Knie. Es tut weh, aber kein Mensch kümmert sich darum.

„Warum sollen wir uns um dein Knie kümmern?", will Dr. Sreejit wissen. „Dein Knie ist doch gar nicht das Problem. Es ist lediglich ein Symptom. Dein Becken steht schief und deine Oberschenkelmuskulatur ist zu steif. Daran arbeiten wir. Und wenn das in Ordnung ist, hören die Knieschmerzen von selber auf. Warum also soll ich dein Knie behandeln?"

Ein sehr interessanter Ansatz, der vermutlich von einem deutschen Arzt nicht so geäußert worden wäre. Und tatsächlich sollte der Doktor Recht behalten. Die Knieschmerzen sind weggegangen, ohne dass jemand mein Knie angefasst hätte.

Vor dem Abendessen gibt's den Einlauf. Ein Liter Flüssigkeit. Gnadenlos. Wenn man denkt, es geht nicht mehr, darf man auf Toilette, aber dann geht es weiter, bis der Behälter leer ist. Nach dem Erbrech- und dem Abführtag und dem doch sehr reduzierten Verzehr leichtverdaulicher Kost bin ich ziemlich platt, was da noch alles kommt.

03.03.17

Der Bauch wird geschrumpft

Yoga fällt heute für mich aus, da ich schon um 6:30 Uhr Visite habe.

Überrascht stelle ich fest, dass mein Bauch schrumpft. Dieser Bauch, den ich schon ewig lang loswerden wollte, was niemals klappte und wo ich resigniert habe. Dieser Bauch zieht sich ein!

Nicht geplant, nicht beabsichtigt, aber dennoch real. Meine Motivation steigt ins Unermessliche, und das ist gut so. Die Mädchen sollen mich ruhig brutal massieren, wenn dadurch solche Wunder wie meine Bauchschrumpfung eintreten. Der Rücken hingegen rührt sich kaum. Ich spüre immer noch jede Menge Verhärtungen, die den schraubstockartigen Druckbewegungen der Masseurinnen widerstehen.

Heute beginnt die Medikamenteneinnahme, nachdem der obere Verdauungstrakt nun in Ruhe gelassen wird. Vor dem Frühstück müssen wir 15 Milliliter einer Flüssigkeit nehmen, die mit Tee verdünnt wird. Danach einen Löffel Pulver. Nach dem Frühstück nochmals zwei verschiedene flüssige Mittel. Diese Kombi sollen wir auch vor und nach dem Abendessen nehmen.

Das Mittel schmeckt scheußlich und das Pulver ist kaum runterzubekommen. Wenn mein Bauch nicht schrumpfen würde, würde ich vermutlich streiken.

Nach diesem fürchterlichen Geschmackserlebnis brauche ich dringend Frühstück. Normalerweise besteht es aus einem Reisgericht wie Reiskuchen, Reisbrei oder Reispfannkuchen. Dazu gibt es immer ein Gemüsecurry und hinterher Obst. Ein herzhaftes Frühstück also, in dem sechs Geschmacksrichtungen vertreten sind: süß, salzig, sauer, scharf, bitter, herb. Sie alle sind für ein gutes körperliches Gleichgewicht notwendig.

Es gibt im Ayurveda verschiedene Konstitutionstypen, sogenannte Doshas. Allgemein bekommt jedes Dosha bestimmte Ernährungsvorschriften, um die verschiedenen Konstitutionsanteile harmonisch auszugleichen. Davon hält Dr. Sreejit nichts. Seiner Ansicht nach ist der Versuch, Anteile auszugleichen, zum Scheitern verurteilt. Wenn man nämlich einen erhöhten Anteil für einen bestimmten Konstitutionstyp hinzufügt, senkt man gleichzeitig einen anderen, der dann seinerseits nachjustiert werden muss. Und so weiter. Ein Gleichgewicht wird so nie erreicht. Hier hingegen bekommen alle das Gleiche. Neutrale, harmonisierende Speisen. Alle Gerichte enthalten alle ayurvedischen Komponenten, und so kann sich der jeweilige Körper das holen, was er braucht.

Das Mittagessen ist ähnlich. Es gibt Reis, Gemüse, Curry und Obst. So ist auch das Abendessen aufgebaut. Alle Produkte sind ganz frisch und kommen von einer Ökofarm. Der Reis stammt von den eigenen Feldern um die Klinik herum.

Alle Mahlzeiten sind vegan. Das einzige Tierprodukt ist die gewürzte Buttermilch, die jeder in beliebiger Menge verlangen kann. Ihre wohltuenden Wirkungen sind so groß, dass sie als Medikament betrachtet wird.

Vor dem Mittagessen bekomme ich meinen Stirnguss, danach wird mir wieder ein Einlauf verpasst.

Der Nachmittag vergeht mit Plaudern, Lesen und Nichtstun. Und mit einem ergiebigen Toilettengang, und das nach dem Einlauf! Ich verstehe es nicht. Da es mir aber gut geht und ich mich wohlfühle, belasse ich es dabei und wundere mich bloß.

Kurkater

Ich komme kaum aus dem Bett, fühle mich völlig k.o. Yoga schafft mich so richtig. Es fühlt sich so an wie Steineklopfen in Sibirien. Dann werde ich von meinen Therapeutinnen abgeholt, die sich bis zum Mittagessen an mir abarbeiten.

Ich fühle mich endlos müde, alt und steif. Jetzt sind wir schon fast eine Woche hier und ich habe die Klinik noch kein einziges Mal verlassen. Soll man auch nicht. Wir sind schließlich zum Ausruhen und Regenerieren hier. Aber es entspricht nicht meiner Art, die Umgebung nicht zu erkunden. Oder vielmehr: Es entsprach nicht meiner Art. Ich habe nämlich nicht das geringste Bedürfnis, die Umgebung zu erkunden. Die Welt soll draußen bleiben. Ich bin froh, dass keine neuen Reize auf mich einstürmen, speziell jetzt, wo ich so eine Art Therapiekater habe und froh bin, dass ich einfach nur dasitzen und Kräutertee schlürfen kann. Bis zum Abend sitze ich, an Körper und Geist nahezu unbeweglich, auf der Terrasse.

Zu den Dingen, auf die man bei Ayurveda auch verzichten soll, zählt das Internet. Wir haben alle ein maßvolles Datenvolumen bekommen und sollen uns dort nicht länger als eine halbe Stunde täglich aufhalten. Das reicht mir, um mit allen meinen lieben Menschen Kontakt zu halten. Meral fürchtet, dass es ihr zu wenig ist. Mein Lesegerät ist erlaubt, ebenso Musik. Außerdem gibt es einen international bestückten Bücherschrank, in dem ich einiges gefunden habe, was ich schon immer mal lesen wollte. Dicke Schinken, vor denen ich zurückgeschreckt bin. Hier aber kann ich mir endlich einen Tausendseiter reinziehen, ohne immer wieder den Anschluss zu verlieren.

Aber heute liegt auch der Tausendseiter unbeachtet auf dem Tisch, weil ich mit Nichtstun beschäftigt bin.

Flora bezieht das Zimmer neben uns. Sie hat eine Krebsbehandlung hinter sich und möchte nun die ganze Chemotherapie aus ihrem Körper spülen. Ihre Haare sind raspelkurz. Wir unterhalten uns ein wenig und sie zeigt uns ein paar Bilder. Auf einem Bild hat sie eine sensationelle, asymmetrische Frisur. „Tja", seufzt sie. „Ich habe meine Haare lange wachsen lassen, um mir endlich diese Frisur machen zu können, und eine Woche später bekam ich die Krebsdiagnose."

Das Schicksal ist gelegentlich atemberaubend niederträchtig.

05.03.17

Endlich am Strand!

Heute macht Frau Doktor die Visite. Die Gattin des Arztes ist ebenfalls Ayurvedaärztin, sie hat die Klinik in die Ehe eingebracht und blickt auf einen langen Stammbaum von Ayurvedamedizinern zurück. Sie ist sehr gewissenhaft und gründlich, aber ihr fehlt der Humor ihres Mannes. Außerdem ist es in ihrem Sprechzimmer eisig. Die Klimaanlage zeigt 19 Grad an. Arktisch! Wir können es beide nicht erwarten, aus dem Zimmer rauszukommen.

Meine Verdauung läuft wie geschmiert, trotz der Einläufe. Als meine Therapie beginnt, fühle ich mich völlig leer und verzichte auf den Einlauf. Gegen Mittag bin ich mit meinen Therapien fertig, ebenso wie Meral, Danuta und Shazma. Da heute Sonntag ist und es auch keine Visite gibt, nehmen wir uns gemeinsam ein Taxi und lassen uns an den Strand von Alappuzha fahren. Zwar ist das Meer tabu, aber ich kann nicht auf alles Rücksicht nehmen. In akzeptabler Nähe zu einem Tropenstrand zu wohnen und nicht hinzugehen, das geht gar nicht!

Kerala hat sich gegenüber meiner letzten Reise wirklich sehr verändert. Überall schießen Wohnblocks in die Höhe. Die Straßen sind erstaunlich sauber. Die Lebensverhältnisse scheinen zwar teilweise bescheiden, doch kaum armselig und erst recht nicht elend zu sein. Wir fahren an den Backwaters entlang zum Meer. Die Backwaters sind ein System von Kanälen, das ganz Kerala durchzieht. Inzwischen sind die Kanäle ausgeschachtet und betoniert – und zugewachsen. Die Wasserhyazinthe hat sich ausgebreitet und macht aus den Kanälen riesige Grünflächen. Dieses Kraut wächst, wenn die Gewässer mit Nährstoffen überfrachtet sind und es ist kaum möglich, dieses Unkrautes Herr zu werden. Hier versucht man es anscheinend noch nicht mal. Ein paar größere Wasserwege sind ausgebaggert, aber die Seitenkanäle sind alle dicht. Auf den großen Wasserwegen tuckern die keralischen Hausboote aus Korbgeflecht umher.

Wir halten an einem Laden, um Wasser zu kaufen. Da entdeckt Meral auf der anderen Straßenseite eine Drogerie und möchte ein Haarpflegemittel kaufen. Bei ihr hat nämlich der Buttermilch-Stirnguss verheerende Auswirkungen. Sie hat gefärbte Haare. Wenn man eine Dreiviertelstunde lang vergorene Buttermilch über gefärbtes Haar rinnen lässt, dann entfärbt sich dieses und wird strohig. Das gefällt keiner Frau, und bei der Chefin eines Schönheitssalons lösen derartige Vorgänge zwangsläufig Panik aus. Es gibt aber keine Haarpflegemittel, wie man sie bei uns kennt, sondern lediglich Kokosöl, das man sich in die Haare reibt. Meral ist sehr skeptisch. Was mag Kokosöl auf Buttermilch bewirken? Wir verlassen den Laden, ohne etwas zu kaufen.

Nach einer guten Stunde Fahrt sind wir da. Das Meer ist nicht zu sehen, weil es mit riesigen Betonplatten zugestellt ist, die mal eine Hochstraße bilden sollen. Die Stelzen stehen schon. Indien hat ambitionierte Verkehrsprojekte. Unter anderem soll eine Autobahn rund ums Land gebaut werden. Ich hatte mich schon gefragt, wie die das machen wollen, weil das Leben sich direkt an allen Landstraßen abspielt. Wie will man da etwas erweitern? Nun, indem man eine Etage auf das quirlige Leben setzt, wo der Verkehr dann einigermaßen störungsfrei fließen kann.

Wir parken. Das Taxi wird auf uns warten, bis wir fertig sind. Hinter dem nächsten Betonelement liegt es: Ein endloses, blaues Meer. Ein breiter Strand, nicht übermäßig gepflegt, aber auch nicht verwahrlost. Menschen in Straßenkleidung, die Drachen steigen lassen, Popcorn und Zuckerwatte essen. Männer, die bis zu den Knien ins Wasser gehen. Die Frauen halten sich alle zurück. Inder sind keine Badenation.

Wenn ich am Meer stehe, habe ich einen Badere-flex. Ich muss rein! Meral auch. Schnell entledigen wir uns unserer Kleidung und stehen im Badean-zug da. Für indische Verhältnisse sind wir nackt und ziehen sofort alle Blicke auf uns. Danuta und Shazma wollen nicht baden und bleiben angezogen am Strand zurück. Wir hüpfen ins brühwarme Meer und spielen mit den Wellen. Sofort sind Ba-deaufseher da und pfeifen uns raus. Das Meer wäre gefährlich! Besonders, wenn man nicht schwim-men kann. Wir erklären, dass wir schwimmen kön-nen und machen auch ein paar gekonnte Züge. Aber wir werden während der ganzen Zeit argwöh-nisch beobachtet. Und nicht nur das. Die Zahl unse-rer Beobachter steigt minütlich an. Wir haben un-seren Spaß. Dann sehen wir, wie Shazma von einer großen Anzahl junger Männer eingekreist wird. Das könnte gefährlich sein. Hilfe! Was sollen wir jetzt tun? Werden wir als Nackedeis überhaupt von jemandem ernstgenommen? Der Kreis steht still. Kein Hilferuf ertönt. Auch Danuta, die außerhalb des Kreises steht, zeigt keine Anzeichen von Unru-he. Also toben wir weiter in den Wellen. Der Kreis steht immer noch. Ich finde das merkwürdig. Ir-gendwann haben wir genug und gehen raus. Ich muss mich immer schnell meines nassen Badean-zugs entledigen. Mache ich normalerweise am Strand, unterm Handtuch. Doch ich habe den Eindruck, dass das hier sehr unpassend wäre. Ein Stück weiter steht ein Haus. Toiletten, Duschen, Umkleideräume. Genau das Richtige. Die Benutzung der Umkleideräume kostet etwa 20 Cent, Umkleide und Dusche zusammen 50 Cent. Ich habe jedoch nur einen großen Geldschein dabei, etwa zehn Euro. Die Frau an der Kasse kann nicht wechseln und schickt ein Kind los, den Schein klein zu machen. In der Zwischenzeit kommen immer wieder Leute, die sich ins Gebäude schmuggeln wollen, aber resolut von der Frau zurückgewiesen werden, die mit ihrem Zeigestock auf das Schild klopft, dass man vor der Benutzung zahlen müsse. Offensichtlich wird das von vielen Leuten als ungerecht empfunden, denn es finden mehrere erregte Streitgespräche statt und die meisten Leute verschwinden wütend. Der Junge mit dem Wechselgeld kommt, und ich betrete ein Gebäude, das ordentlicher und sauberer ist, als ich erwartet hätte. Dort ziehe ich mich um, bin aber mit Shorts und T-Shirt immer noch auffällig, da alle Frauen Saris oder lange Kleider tragen.

Ich gehe zum Strand zurück. Shazma steht immer noch im Kreis. Sie spricht Urdu, was dem Hindi ziemlich ähnlich ist und ihre Stimme klingt ruhig. Danuta liegt am Strand und döst, deshalb drehe ich mit Meral eine Runde. Weit kommen wir nicht, denn wir werden andauernd angesprochen. Die

Leute wollen wissen, wo wir herkommen. Eine blutjunge Frau zeigt uns voller Stolz ihre zwei Kinder und möchte, dass wir sie fotografieren. Ihre Mutter, ebenfalls jung, kommt hinzu. Als Inderin wäre ich bestimmt schon Uroma. Mit der kleinen Tochter – das andere Kind ist noch ein Baby – sammeln wir Muscheln. Das kleine Mädchen fordert uns immer wieder zum Fotografieren auf und freut sich über die Bilder. Kaum dass sich diese Familie verabschiedet, kommt die nächste, um uns auf unserem Spaziergang zu begleiten.

Irgendwann sind wir wieder am Ausgangspunkt. Der Kreis um Shazma beginnt, sich aufzulösen. Sie erzählt, dass die Männer alle sehr nett, aber auch sehr neugierig waren. Sie habe schlicht und ergreifend alles über Europa erzählen müssen. Wir fahren wieder zurück. Die Sonne geht unter und liefert spektakuläre Bilder. Beim Abendessen merke ich, wie sehr mich dieser schöne Ausflug angestrengt hat, und bald danach bin ich im Bett.

Je mehr Schlacken, desto mehr Schmerzen

Irgendwo war das Moskitogitter nicht ganz dicht, und diese verdammten Blutsauger haben mich die ganze Nacht heimgesucht. Ich war zu müde, um mich wirksam zu wehren und sehe nun verheerend aus. Davon abgesehen bin ich total unausgeschlafen.

Beim Yoga merke ich deutlich, dass mein Bauch schrumpft. Übungen, wo mir der Speck bisher im Weg war, klappen plötzlich, andere Stellungen gehen wesentlich leichter.

Nach dem Frühstück habe ich Visite. Der Arzt schimpft mit mir wegen des verwehrten Einlaufs. Ich erkläre ihm, dass ich total leer gewesen wäre und das somit keinen Sinn gemacht hätte.

Falsch! Die Darmreinigung ist nur ein Nebeneffekt des Einlaufs. Hauptaufgabe ist, Medikamente in den Körper einzubringen, und das kann man mit dem Einlauf sehr schnell und in großer Menge machen. Ich finde die Einläufe zwar nicht sonderlich schlimm, aber auch nicht schön und möchte wissen, wann ich damit fertig bin. „Wenn du sauber bist", erklärt mir der Arzt. Dann prüft er, wie weit ich schon gediehen bin, indem er herzhaft in alle meine speckigen Stellen kneift. Das tut weh, also bin ich noch dreckig, und zwar nicht zu knapp. Ich muss damit rechnen, noch mindestens eine Woche täglich einen Einlauf zu bekommen.

Noch ein Anliegen muss ich loswerden: Ich habe so gut wie keinen Hunger und überhaupt keinen Appetit. Zum ersten Mal im Leben und finde das höchst besorgniserregend. Der Arzt hingegen ist erfreut. Die Umstimmung meines Stoffwechsels fängt an, zu funktionieren. Nährt mich etwa jetzt mein Bauchfett? Irgendwo muss es ja hingeraten sein. Erleichtert verlasse ich das Sprechzimmer.

Auf den Rasenflächen im Hotel grasen Rinder. Ein Stier, zwei Kühe und zwei Kälber. Ein Rinderhirte mit Turban und einem Mundu, dem traditionellen Tuch, das sich viele Männer um die Hüften schlingen, kümmert sich um die Tiere. Die erwachsenen Tiere werden angepflockt, die Kälber laufen frei herum. Nachts sind die Tiere in einem Stall mit kunstvoll gedrechselten Stützen. Die Kälber trinken noch bei ihren Müttern, dabei haben diese winzige Euter. Da ist das Gemächt des Stieres schon deutlich größer. Auch haben alle Tiere im Gegensatz zu den meisten deutschen Rindern noch ihre Hörner. Naturbelassene, glückliche Tiere. Mir geht schlagartig auf, dass deutsche Kühe regelrecht leistungsdeformiert sind. Viele Menschen vielleicht auch.

Mein Rücken weigert sich hartnäckig, den darin gespeicherten Stress freizugeben. Lindsy und Suraby martern mich, bohren ihre Knöchel tief in die verspannten Muskeln, aber nichts. Die Bauchmassage hingegen schmerzt nun gar nicht mehr und ich lasse sie mit Begeisterung über mich ergehen, damit die wundersame Schrumpfung ja nur weitergeht.

Wenn wir essen, kommt öfter Amah, die Köchin, gucken, ob es uns schmeckt. Sie ist 75 Jahre alt. Ihr weißer Sari weist sie als Witwe aus. Sabine vom Nebentisch erzählt uns, dass sie empört gewesen wäre, dass eine so alte Frau noch arbeiten muss. Doch der Arzt habe ihr erklärt, dass diese Frau ohne Arbeit schlicht und ergreifend sterben würde. Eine Witwe hat nämlich in der indischen Gesellschaft nichts zu melden, gilt als überflüssige Esserin. Die Amah ist zudem kinderlos, was ihren negativen gesellschaftlichen Status potenziert. Gut möglich, dass sie keine Daseinsberechtigung hätte, wenn da keine Aufgabe für sie wäre. Heute gab es indischen Kartoffelsalat. Mit Senfkörnern, Lorbeer, Curryblättern, Chili, Knoblauch und noch ein paar anderen Gewürzen.

Das Publikum hier kommt aus aller Welt, aber diese Klinik wird auch von Indern aufgesucht. An-

geblich mag die Amah es nicht, wenn ihre Lands-
leute kommen, weil die immer an ihrem Essen her-
ummeckern. Dabei muss sie jedes Mal die sechs Geschmacksrichtungen unterbringen und zudem darauf achten, dass alles fettarm zubereitet wird, was
ganz besonders auf den Unwillen der Inder stößt.
„Hier gehört unbedingt ein ordentlicher Schuss
Ghee rein, so kann man das doch gar nicht essen!",
ereifert sich eine Inderin. Eine andere klagt: „Die
Küche in Kerala ist fürchterlich! Die tun hier absolut an alles Kokos dran. Bei uns im Nordwesten
schmeckt es viel, viel besser." Klar sind die Ausländer für die Köchin viel pflegeleichter. Mir schmeckt
es, obwohl die Basis immer gleich ist: Linsen oder
Kichererbsen, dazu gibt es Reis oder Chapati - Fla-
den, die aus Weizenvollkornmehl gemacht werden.
Immer steht auch ein großer Topf Curry bereit, obwohl manche Inder Chutney dazu sagen. Ein Ausländer wird vermutlich nie den Unterschied zwischen Curry und Chutney erfassen. Es handelt sich
auf jeden Fall um ein Gericht, bei dem verschiedene
Gemüse in einer sehr würzigen Soße schwimmen.
Mittags gibt es immer noch extra Gemüse dazu. Als
Gemüsefan hätte ich nicht gedacht, dass es etwas
gibt, was ich nicht mag, aber hier sind schon mehr-
mals sehr zähe Gürkchen serviert worden. Ebenso
gibt es öfter Okra, auch ziemlich zäh. Kartoffeln gel-
ten hier nicht als Grundnahrungsmittel, sondern

als Gemüse, weswegen man sie gut zu Reis essen kann. Was mir fehlt, ist Salat. Rohes Gemüse gibt es praktisch nicht. Es hat erst einmal Tomatensalat gegeben. Zum Nachtisch gibt es Obst. Bananen, Ananas, Wassermelone, Papaya, aber hauptsächlich Bananen, was mir nicht so gefällt. Bei der Hitze ist saftiges Obst viel erfrischender. Wir müssen aber nehmen, was von der Ökofarm kommt.

Beim nachmittäglichen Plaudern jammere ich über die Moskitos, deren Anzahl sich nach dem gestrigen Gewitter schlagartig potenziert hat. Flora meint, ich solle mal ihr selbstgemachtes Moskitoöl aus Naturstoffen probieren. Es ist ganz leicht und riecht fantastisch – und es wirkt! Aber leider war das nur eine Probedosis. Flora braucht ihr Öl für sich selber. Schade für mich!

Aus irgendwelchen unerfindlichen Gründen werden die Einheimischen nicht gestochen. Lindsy und Suraby staunen jeden Tag aufs Neue, wie viele Pusteln ich hinzugewonnen habe und finden es total witzig, weil es ihnen selber unbekannt ist. Das hilft mir jetzt nicht weiter. Üblicherweise vergleicht man Leute wie mich mit einem Streuselkuchen, aber ich fühle mich eher wie eine Popcorn-Maschine. Unaufhörlich wird nachgeliefert.

Andererseits fasziniert mich hier die Vogelwelt. Der Himmel ist ein dicht bevölkerter Lebensraum. Die Vielgestaltigkeit der Gesänge ist richtig wohltuend. Deutschland ist dagegen überwiegend wüst und leer und wird immer wüster und leerer. Das liegt hauptsächlich daran, dass die Vögel nicht mehr genug Insekten zu fressen finden. So gesehen leiste ich einen Beitrag zur indischen Vogelwelt. Mit meinem Blut können die Moskitos sich ordentlich vermehren, und viele Moskitos bedeuten viel Vogelfutter. Angesichts des quälenden Juckreizes ist das nur ein schwacher Trost, aber dennoch immerhin einer. Denn vielleicht befinden wir uns hier in einem Rückzugsort für Vögel, da es diese Tiere (und nicht nur die) in Indien nicht einfach haben. In Indien befinden sich einige der dreckigsten Städte der Welt. Delhi ist schlimmer dran als Peking, Industriestädte wie z.B. Bhopal erinnern einen an die Vorhölle, und in Bangalore, dem Herz des indischen Silicon Valley, brennt sogar der Fluss. Manchmal schäumt er derartig, dass der Schaum wie Schnee über der ganzen Stadt verteilt wird. Prinzipiell hat Umweltschutz in Indien keine Priorität. Das geht so weit, dass die Geier schon nahezu ausgestorben sind, was zu echten Problemen führt. Inder würden niemals ein Rind schlachten, und so sterben die Kühe an Krankheiten oder Altersschwäche. Bisher haben die Geier das Problem elegant gelöst, doch die Kühe sind mittlerweile so umweltbelastet, dass die Geier sterben, wenn sie die Kühe fressen. Jetzt müssen die Kühe äußerst kostspielig eingeäschert werden, was die Anzahl der herrenlosen toten Kühe in die Höhe schnellen lässt. Ferner gibt es noch die Religionsgemeinschaft der Parsen, die ihre Toten nicht bestattet, sondern in „Türmen des Schweigens" ablegt, wo die Toten von den Geiern gefressen und so wieder in den Kreislauf des Lebens zurückkommen. So die Geier tatsächlich kommen und sich an den Toten gütlich tun.

Ja, vielleicht sollte ich mich mit etwas mehr Gelassenheit stechen lassen. Grummel.

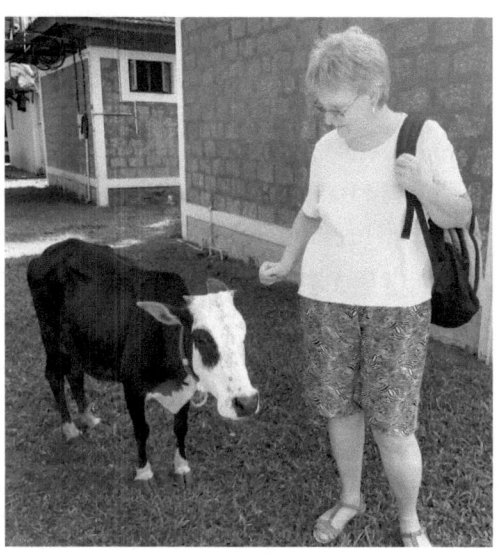

Hardcore-Verjüngungsmethode

So langsam schleicht sich eine Routine ein. Heute habe ich die gleichen Behandlungen erhalten wie gestern und ich erkunde meine unmittelbare Umgebung ein wenig näher.

Auf dem Gelände steht ein quadratisches Haus. Direkt unterm Dach sind kleine Fenster, die mit Stofftüchern von außen verhängt werden können. Ich will wissen, was es damit auf sich hat und frage den Arzt. Das ist das Haus für Kutee Praveshika Rasayana, einer alten Verjüngungsmethode. Für mich hört sich das nach Folter an. Das Haus besteht aus mehreren ineinandergenesteten Räumen, so ähnlich wie Stapelwürfel. In den innersten Raum schließlich gelangen weder Licht noch Wetter. Dort soll man mindestens 30 Tage bleiben. Man bekommt täglich frische Wäsche, anderthalb Liter Kuhmilch von den Hotelkühen, die einzig zu diesem Zweck gehalten werden, und 70 Gramm Körner, dazu noch eine Arztkonsultation. Weiterer Kontakt zur Außenwelt besteht nicht. Natürlich hat Dr. Sreejit diese Behandlung auch gemacht, bevor er sie seinen Gästen zumutet. Ich möchte gern das Haus besichtigen, aber das geht jetzt nicht, weil jemand drin ist. Er wird mir aber Bescheid geben, wenn es wieder frei ist, und dann darf ich mich darin umsehen. Da ihm mein Staunen wohl zu ungläubig ist, stellt er mir das Protokoll seiner Behandlung zur Verfügung. Ich verschlinge es.

Und so erfahre ich, dass der Arzt vor ein paar Jahren diese Behandlung mit seiner Frau abgesprochen hat. Er soll nur in Katastrophenfällen gestört werden, ansonsten ist er tatsächlich in einem schwarzen Loch verschwunden. Seinen Eltern hingegen erzählt er nichts von seinem Vorhaben, sondern schiebt eine Dienstreise vor. Sie würden nämlich durchdrehen, wenn sie die Wahrheit erführen.

Zunächst steht eine gründliche ärztliche Untersuchung auf dem Programm, und natürlich sind alle Werte des Arztes top. Eine Stoffwechselwaage gibt sein tatsächliches Alter als Stoffwechselalter an. An diese Untersuchung schließt sich eine zweiwöchige Reinigungskur an, und dann zieht er, körperlich und seelisch sauber und gesund, in ein derartig gestaltetes Haus ein. Sinn der Reizlosigkeit ist es, wieder zu sich selber zu kommen. Die Dunkelheit hingegen soll die Zirbeldrüse aktivieren. In der Zirbeldrüse wird während der Dunkelheit Melatonin produziert, das mit vielen Segnungen in Verbindung gebracht wird, von denen viele noch ihres wissenschaftlichen Beweises harren. Amerikaner behelfen sich damit, Melatonintabletten einzunehmen, anstatt sich so einer Kur zu unterwerfen. Duschen oder baden darf man während des Aufenthaltes im Haus nicht, Selbstbefriedigung ist auch verboten. Als Beleuchtung ist eine abgeschattete Kerze zulässig.

Dr. Sreejit ist am Anfang etwas mulmig zumute und er ist sich nicht ganz sicher, wie er einen Monat unter diesen Bedingungen aushalten soll. Er verbringt seine Zeit damit, umherzulaufen, Mantras zu singen und Yoga zu praktizieren. Nach der ersten Woche die Überraschung: Er beschließt, fünf Tage länger als vorgesehen im Haus zu bleiben. Detailliert und vollständig beschreibt er jeweils seinen Tagesablauf („50 Sonnengrüße praktiziert") und eine Gesamtbilanz („204307 Mal neun verschiedene Mantras gesungen").

Nach 35 Tagen kehrt er in unsere Welt zurück. Als erstes braucht er eine Sonnenbrille, die er noch drei Monate tragen muss, bis seine Augen sich wieder ans Tageslicht gewöhnt haben. Er lässt sich wieder gründlich ärztlich untersuchen und führt auf, ob und was sich verändert hat. Stoffwechseltechnisch ist er zwei Jahre jünger geworden. In der Folgezeit verlor er weitere Jahre, bis er schließlich acht Jahre „jünger" war. Der Effekt ist aber nicht nachhaltig, und nach einer Weile „alterte" er wieder stoffwechseltechnisch. Sein Immunsystem hat sich verbessert und er brauchte weniger Schlaf. Er konnte viel länger arbeiten und sein Gedächtnis war besser. Seine Gier nach Süßigkeiten war verschwunden und seine Ängste hatten spürbar abgenommen, insbesondere die Angst vorm Tod. Auch wirkt sich die Behandlung positiv auf die Potenz aus. Über sich selber schreibt er nichts, berichtet aber über andere Männer, deren Potenz so stark wurde, dass deren Frauen sich zum Teil sogar beklagten.

Jedenfalls ist er von der Behandlung so angetan, dass er beschließt, auf dem eigenen Gelände ein derartiges Haus zu bauen.

Das alles hört sich ein wenig märchenhaft an und ich weiß zunächst nicht, was ich davon halten soll. Eine Möglichkeit wäre, die Probe aufs Exempel zu machen – irgendwann später, wenn ich nicht nur Geld, sondern Zeit habe. Aber mir schwant irgendwie, dass ich nie beides gleichzeitig haben werde, was ein solches Vorhaben erschwert. Außerdem frage ich mich, ob ich es wirklich einen Monat lang in einer reizlosen Dunkelkammer aushalten könnte, ohne durchzudrehen.

08.03.17

Ein haariges Problem

Meral und ich bekommen derzeit die gleiche Behandlung. Die ersten zehn Tage sind für alle Patienten gleich: Großreinemachen im Körper. Nach diesen zehn Tagen fängt je nach Diagnose und Reinigungsfortschritt die individuelle Therapie an. Einen kleinen Unterschied gibt es aber doch: Meral möchte, im Gegensatz zu mir, entschieden abnehmen. Deshalb bekommt sie bei der Behandlung eine Paste auf ihre Problemzonen gestrichen. Diese Paste brennt wie Feuer und muss eine Weile einwirken. Ansonsten ist alles gleich.

Vormittags haben wir wie immer unsere Anwendungen und nachmittags hängen wir auf der Terrasse ab. Der Kaffeeentzug hat Meral von Anfang an zugesetzt und sie war immer deutlich schlapper als ich. Zudem gehen durch den Stirnguss ihre Haare kaputt. Aber sie ist nach wie vor sehr nett zu mir und ich höre kein Bedauern und auch keinen Vorwurf aus ihrer Stimme heraus. Ich wundere mich, wie gelassen sie ihre Kopfschmerzen erträgt. Die ungünstige Verwandlung ihrer Haare erträgt sie nicht ganz so gelassen, aber sie macht niemanden dafür verantwortlich.

Puh!

Jetzt aber geht es ihr so richtig schlecht. Sie hängt völlig schlapp und bleich im Sessel und ich gucke immer wieder argwöhnisch zu ihr rüber. Endlich ist sie bereit, ihre Behandlerinnen kommen zu lassen. Sie bringen Medizin mit und reiben sie mit Mittelchen ein. Es geht ihr aber immer noch nicht besser. Wir rufen den Arzt an. Adi und Shansy müssen Blutdruck und Puls messen und verschiedene Maßnahmen durchführen. Schließlich meint der Arzt, dass ihr derzeitiger Zustand unangenehm, aber nicht schlimm wäre. Er verordnet ihr eine Behandlungspause. Sie soll morgen statt der üblichen Therapien eine himmlische Ölmassage bekommen.

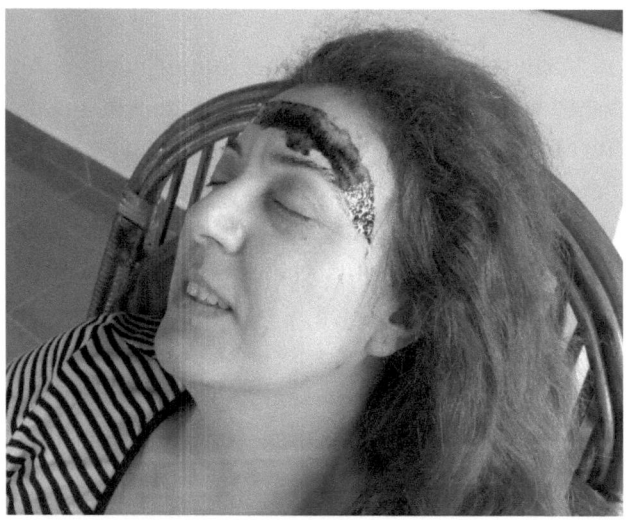

09.03.17
Shopping, Shopping

Während ich wie üblich durchgewalkt und gebadet werde, darf Meral sich in warmem Öl suhlen.
Und prompt geht es ihr spürbar besser! Ihre Le-
bensgeister räkeln und strecken sich und stecken
meine an. Vielleicht liegt das auch daran, dass ich
Gifte und Schlacken weitgehend ausgeschieden
habe. Der Arzt kneift wieder herzhaft in meinen
Speck, meine Oberschenkel und meine Waden,
aber es tut fast nicht weh! Ich finde es unglaublich.
Der Mann kneift mich wirklich ordentlich, aber
Haut, Muskeln und andere Gewebe machen die
meisten Bewegungen geschmeidig mit. Sauber und
mit wachen Lebensgeistern wollen wir die Umgebung erkunden.

Danuta will auch mit, und so nehmen wir uns zu
dritt ein Tuktuk, das uns in die Stadt Kottayam
bringt, die etwa sechs Kilometer entfernt ist. An
der Rezeption hat man dem Tuktukfahrer erklärt,
wohin er uns fahren soll. In schwindelerregender
Fahrt geht es in die Innenstadt. Die Stadt ist nicht
sehr ansprechend. Es ist laut, der Verkehr ist chaotisch. Aller äußerlichen Unattraktivität zum Trotz
ist diese Stadt mit ihren 60.000 Einwohnern ein
ganz besonderer Ort. Es ist die erste Stadt in Indi-

en, die das Analphabetentum abgeschafft hat. Zudem gibt es nirgendwo in Indien eine höhere Dichte an Bildungsanstalten und Verlagen.

Das Tuktuk hält vor einem Einkaufszentrum. Ein livrierter Page öffnet uns die Tür. Innen ist es klimatisiert. Und leer. Und steril. Es gibt jede Menge Geschäfte westlicher Ketten, aber die interessieren uns nicht. Ein riesiges, indisches Kaufhaus weckt unser Interesse. Hier wird Stoff verkauft, denn Konfektionsware ist in Indien nicht weit verbreitet. Man lässt nähen. Die Saristoffe sind alle wunderschön. Es gibt sie aus Seide, aus Baumwolle, aber auch aus Kunstfaser, was bei dem feuchtheißen Wetter Folter sein muss. Der Saristoff ist normalerweise sieben Meter lang, und an einem Ende befindet sich ein Stück, das etwas anders gemustert ist als der Rest und aus dem frau sich eine Saribluse schneidern lässt. Ein anderes, sehr beliebtes Kleidungsstück ist der Shalwar Kameez, eine Pluderhose, über der ein seitlich geschlitztes Kleid und ein Schal getragen werden. Es gibt viele fertig zusammengestellte Stoffpakete zu kaufen, aus denen man sich den Shalwar Kameez machen lassen kann. Zudem gibt es die hier auch fertig zu kaufen. Die Konfektionsgröße ist natürlich nicht auf Europäerinnen, erst recht nicht auf übergewichtige abgestimmt, aber es findet sich doch das eine oder andere passende Kleidungsstück. Oder das eine oder andere, das beinahe passen könnte, aber leider doch nicht ganz. Bedauerlicherweise sind die meisten fertigen Kleidungsstücke miserabel verarbeitet. Doch die Stoffe an sich hauen mich um. So schöne Muster und Farben! So fantasievolle Designs! Ich könnte mir natürlich was kaufen und es nähen lassen, aber damit habe ich in der Vergangenheit schon schlechte Erfahrungen gemacht. Ich sehe einen traumhaften Stoff und stelle mir vor, wie er meinen Luxusleib ansprechend umhüllt. Dass das Teil nachher an mir schlabbert und meine Problemzonen unterstreicht, kann ich mir in dem Augenblick nicht vorstellen. Aber so war die Wirklichkeit bisher überwiegend. In der unmittelbaren Umgebung der Klinik wohnt eine Schneiderin, doch sie hat keinen guten Ruf. Heute zumindest kaufe ich nichts, auch wenn anmutige Verkäuferinnen in großer Zahl stumm um uns herumstehen. Immerhin sorgen Meral und Danuta für ein wenig Umsatz.

Wir finden noch ein eher indisches Geschäft, in dem es alles Mögliche zu kaufen gibt. Ich steuere die Ohrringe an und werde von fünf Verkäuferinnen verfolgt, was mich einigermaßen irritiert. Und wie vorhin im Stoffladen bilden sie einen Kreis und stehen stumm um mich herum, während ich versuche, locker und unbefangen zu bleiben.

Wir laufen das protzige, gekühlte, beleuchtete, leere Einkaufszentrum von oben bis unten ab, finden aber sonst nichts mehr, was uns anspricht. Wir sollten einfach mal gucken, wie es sonst so im Ort aussieht. Der Gewürzmarkt ist uns sehr ans Herz gelegt worden. Aber als der Page uns die Tür öffnet, müssen wir feststellen, dass es ganz wild gewittert. Wir winken uns ein Tuktuk heran und springen rein. Links und rechts des Tuktuks kann man Rollos runterlassen, um sich gegen den Regen zu schützen. Doch wenn es so stürmt wie jetzt, nützt das alles nichts. Der Wind bläht die Rollos auf und der Regen durchnässt uns. Es wird richtig kalt und wir fangen an zu frieren. Das ist für uns jetzt nicht schlimm, aber für die Bevölkerung, die das immer hat, ist es mit Sicherheit unangenehm.

Ich weiß nicht, welches die Stellschrauben und -schräubchen für die Umstimmung eines Stoffwechsels sind, aber dass ich vorhin gefroren habe, war wohl irgendwie nicht gut für das feine Gleichgewicht, das ich anstrebe. Als es Abendessen gibt, habe ich sowohl einen Brüllhunger als auch einen Mordsappetit.

Der Geist ist willig, doch das Fleisch leistet aktiven Widerstand

Es gibt so ein paar Yogaübungen, die eine sehr wohltuende Wirkung auf den ganzen Körper haben. Dazu zählt der Kopfstand. Der Yogalehrer ist ziemlich unerbittlich und ich habe manches Mal geflucht, da das eine Übung ist, die sich sowieso außerhalb meiner Reichweite befindet. Warum soll ich mich mit etwas plagen, das ich doch nicht erreichen kann? Doch heute habe ich zum ersten Mal das Gefühl, dass es vielleicht doch klappen könnte. Nicht hier und nicht jetzt, aber irgendwann, wenn ich weiterübe.

Beim Frühstück muss ich feststellen: Der Appetit ist wieder da! Wo verdammt sitzt der Regulationsknopf, an dem man den Appetit entsprechend der körperlichen Bedürfnisse einstellen kann? Wäre das nicht ein Traum, dass man, wenn man die notwendigen Nährstoffe und Kalorien aufgenommen hat, einfach keinen Bock mehr auf Essen hat? Und so, ohne Qual und ohne Leiden gesund leben würde? Aber bei sehr vielen Menschen gibt der Körper unzureichende Signale, während die Seele mit ihren Bedürfnissen dazwischenfunkt und das

Esslust-Zentrum zur Unzeit reizt. Und ja, es hat sehr viel mit Lust zu tun. Auf meinem Teller befinden sich erstklassige, hochwertige Speisen, aber ich denke die ganze Zeit an kulinarische Schweinereien. Und während ich von krossem Speck, Brötchen aus Weißmehl, vollfettem Käse, Nougatpralinen und Sahnetörtchen träume, esse ich langsam und bedächtig meine Papayawürfel. Ich hoffe, dass das nur ein Ausreißer ist, bis ich wieder zu dem Stadium der letzten Tage zurückkehre, wo ich völlig problemlos nur aus Hunger gegessen habe und aufgehört habe, als er gestillt war.

Danuta hat gestern gejammert. Sie wäre mit Mullsäckchen voller Kräuter abgeklopft worden und das wäre so schmerzhaft gewesen...

Jetzt liege ich ausgestreckt auf der Massagebank und meine Behandlerinnen klopfen kraftvoll die Mullsäckchen auf meine Haut. Die Mädchen tun mir leid, denn das ist eine sehr anstrengende Arbeit. Aber ganz im Gegensatz zu Danuta finde ich diese Behandlung überaus belebend.

Erfrischt verlasse ich die Behandlungsräume. Draußen geht ein Kalb spazieren. Ich spreche es an, sage ihm, wie schön es ist und weise es darauf hin, wie gut es es hier hat. Das Kalb guckt mich mit großen Augen an. Dann stupst es mich. Es drückt mir seine Stirn in den Hintern, auf der schon die kleinen Beulen, die mal Hörner werden sollen, spürbar sind. Ich rücke weg. Das Kalb setzt nach, ein bisschen fester. Ich rücke nun seitlich weg, das Kalb folgt mir seitlich und ich spüre wieder seine harte Stirn mit den Beulen. Was mache ich jetzt? Ich bin umgeben von Palmen. Wenn ich auf sie klettern könnte, wären alle Probleme gelöst. Aber das kann ich nicht. Das Kalb stößt wieder zu. Und niemand sieht mich. Aus der Ferne sah das Kalb so lieb und süß aus, aber jetzt, wo es mich die ganze Zeit mit seinem Schädel rammt, ändere ich meine Meinung. Ein gefährliches Monster! Ich spüre den Kalbskopf ein weiteres Mal. Und dann rufe ich um Hilfe. Niemand hört mich. Ich rufe nochmal. Eine Behandlerin sieht mich und holt den Kuhhirten. Er kommt und befreit mich vom gnadenlos zustoßenden Tier. Das Kalb wollte nur spielen. Ich hätte zurückstoßen müssen! Gut zu wissen. Aber hätte sich das Kalb davon beeindrucken lassen? Möglicherweise hätte ich bei diesem Spiel verloren. Ich jedenfalls bin froh, dass das Tier nun außerhalb meiner Reichweite ist. Und Kälbchen werden nur noch angesprochen, wenn ein Zaun dazwischen ist.

Die Gretchenfrage in Kerala

Beim Aufwachen tut mir alles weh. Aber meine Haut ist durch die gestrige Behandlung samtig weich geworden. Als ich dann wieder auf dem Massagetisch liege und mit den Mullsäckchen traktiert werde, möchte ich nur noch sterben. Das ist so schmerzhaft! Nun kann ich verstehen, woher Danutas leidender Gesichtsausdruck kam.

Meral hadert ein bisschen. Sie isst so wenig und erträgt heldenhaft die brennende Paste auf ihren Problemzonen, aber diese schrumpfen ganz offensichtlich nicht. Dr. Sreejit meint, das mit dem Abnehmen wäre eben alles andere als einfach. Er selber würde wirklich alles richtig machen und hätte trotzdem drei Kilo zuviel.

Ein Frauengrüppchen will nachmittags in die Stadt. Shoppen, Indien entdecken. Sie wollen, dass ich mitkomme. Ich überlege, was mir blühen könnte, wenn das Tuktuk durch ein Schlagloch fährt, und ich lehne dankend ab. Ich muss meinen Schmerz pflegen und mich ein wenig selbst bemitleiden für das, was ich durchmachen muss.

Malika geht auch nicht mit. Sie ist Inderin, lebt aber mittlerweile in den USA. Dort hat die Arbeit sie fertiggemacht. Sie hat also gekündigt und sich in die Heimat ihrer Vorfahren begeben, um wieder zu sich zu kommen. Sie hat schon eine neue Arbeit in einer Yogaschule gefunden, die sie antreten wird, wenn sie wieder zurückfährt. Heute ist sie in der Klinik geblieben, weil ihr Onkel demnächst zu Besuch kommt.

Irgendwann stelle ich aus den Augenwinkeln fest, dass ein feines Auto mit Standarten vor der Rezeption hält, dem ein reichgeschmückter kirchlicher Würdenträger entsteigt. Ich spaziere umher. Das ist die beste Form, meinen Zustand zu ertragen, denn meine Füße und mein Kopf sind als Einziges schmerzfrei. Alles andere tut bei Berührung weh. Ich bin mit der Kamera unterwegs und fotografiere Blumen. Als ich Tuktuks höre, gehe ich zur Rezeption, um die Shopperinnen zu empfangen. Dort sitzt Malika mit dem Würdenträger und bittet Meral und mich zu sich. Sie stellt uns ihren Onkel vor, den Bischof eines Bistums hier in der Nähe.

In Indien gibt es etwa drei Prozent Christen, von denen fast alle in Kerala zu finden sind. Hier finden sich alle Religionen. Die Religionsgemeinschaften leben bislang einigermaßen friedlich zusammen, aber es ist eher ein Neben- als ein Miteinander.

Wenige hundert Meter von der Klinik entfernt befindet sich eine Kirche, deren Geläute einen heimatlichen Touch setzt. Das Christentum hat in Kerala eine sehr lange Tradition. Die ersten Christen gingen um den Beginn unserer Zeitrechnung aus der damaligen jüdischen Gemeinde hervor. Etwa fünfhundert Jahre später wanderten massenhaft Christen aus dem Nahen Osten ein, und schließlich wurde die Gemeinde während der portugiesischen Kolonialzeit vergrößert. Hier ist die syrisch-orthodoxe Kirche sehr lebendig und fast alle syrisch-orthodoxen Christen auf der Welt leben in Kerala. Malikas Onkel ist Bischof dieser Kirche. Er trägt eine lange weiße Soutane, natürlich mit Pektoral, einem großen Kreuz an der Kette. Auf dem Kopf trägt er eine Masanapsa, eine Haube mit 13 aufgestickten Kreuzen, die Jesus und die zwölf Apostel symbolisieren.

Er fragt uns, wie wir Kerala finden. Dann erzählt er uns von seinen Projekten. Bildung ist für ihn das Wichtigste und er ist dabei, Schulen zu gründen, bzw. schon bestehende Schulen zu betreuen. Nach einer Weile verabschieden wir uns, damit Malika noch genügend Gelegenheit hat, persönliche Dinge mit ihrem Onkel zu besprechen.

Mit dem Boot durch die Backwaters

Heute ist Sonntag. Also kein Yoga. Der Yogalehrer hat hier in der Klinik ein Zimmer und verlässt
sie nur samstags nach dem Yoga und kehrt am
Sonntagabend zurück. Ebenso entfällt die Visite,
aber die Behandlungen werden gnadenlos durch-
gezogen. Die Säckchenmassage ist richtig zermür-
bend und ich bin froh, als es vorbei ist. Zumal mein
Rücken ohnehin von der normalen Rückenmassage
schmerzt. Ich spüre schon, dass er nicht innerhalb
von drei Wochen in Ordnung kommen kann. Die
kundigen Finger der Behandlerinnen bohren und
pokeln ganz gezielt an den schmerzhaften Stellen
und ich spüre, wie die Verhärtungen sich gegen die
Behandlung wehren und - noch - erfolgreich sind.

Beim Mittagessen stochere ich etwas lustlos im
Reis und Gemüse, aber ich will trotzdem satt sein,
weil wir nachher wegfahren und ich unterwegs allen Versuchungen widerstehen möchte: den Samo-
sas, würzigen Kartoffeltaschen, die sogar vegeta-
risch, aber zu fett sind, ebenso wie Pakora, frittier-
tes Gemüse. Oder zu süß, wie Kichererbsenhalva
oder Käsebällchen in Sirup.

Und so nehmen wir nach dem Essen zu viert ein
Taxi. Flora, Shazma, Meral und ich. Wir wollen eine

Bootsfahrt durch die Backwaters machen, ohne die man nicht richtig in Kerala gewesen ist. Bis wir zum Bootsanleger kommen, dauert es eine Weile. Wir fahren die ganze Zeit an Kanälen entlang, die hoffnungslos überwuchert sind. Vor lauter Grün ist kein Wasser zu sehen. Hin und wieder ein Mann am Kanalrand, der mit einer Heugabel verzweifelt versucht, der wuchernden Pflanzen Herr zu werden. Dann sind wir da, an einer größeren, betonierten Wasserstraße, die sicherlich mit großen Mühen freigehalten wird. Wir besteigen ein kleines Bootchen und tuckern los, ein wenig verloren zwischen den großen und stattlichen Hausbooten. Die Hausboote sind eine Augenweide. Auf einem Bootskörper befindet sich ein annähernd halbrunder Aufbau aus Geflecht mit vielen Erkerchen. Kleine Geflechtpaläste, die sich auf dem Wasser fortbewegen. Ein Hausboot schöner als das andere. Doch zum beschaulichen Staunen ist kein Raum. Das hier ist eine Wasser-Autobahn. Jedes Boot muss sich einfädeln und mithalten. Wenn sich zwei große Boote begegnen, die vorsichtig aneinander vorbei müssen, gibt es einen Stau.

An den Ufern findet modernes Leben statt: Kleine Einfamilienhäuser, deren Fernseher bis nach draußen schallt, Handys, Motorräder. Wir biegen in den Vembanad-See ein. Er ist riesig, die anderen Ufer sind nicht zu sehen. Inselchen aus Wasserhya-

zinthen treiben vorbei. Auch hier ist der Bootsver-
kehr heftig.

Doch bald darauf wird es ruhiger. Wir biegen in
einen kleinen Seitenkanal ein, in das Vogelschutz-
gebiet von Kumarakom. Ein kleines Stückchen Paradies! Am Ufer nur noch vereinzelte Häuser. Stattdessen Schilfbewuchs und Palmen, die sich über
das Wasser neigen, auf dem Seerosen schwimmen.
Die Vogelwelt ist schlicht und ergreifend spektakulär. Kormorane, Reiher, Enten, Ibisse, Eisvögel, Ad-
ler und andere gefiederte Gesellen. Die Sonne steht
inzwischen schräg und taucht die ganze Umgebung
in mildes und sehr klares Licht. Es ist unwirklich
schön und unser Bootchen bewegt sich gemächlich
durch das Wasser. Doch nach einer Weile fädeln
wir uns wieder in die Wasser-Autobahn ein, be-
wundern die Hausboote und legen schließlich am
fast letzten Stück nicht zugewachsenem Kanal an.

Die Backwaters sind nach wie vor sehr schön,
aber bis auf wenige Schutzgebiete nicht mehr ur-
sprünglich.

Wir steigen wieder ins Taxi, das geduldig auf
uns gewartet hat. Die Sonne geht unter und färbt
den Himmel erst gelb, dann orange, später lila und
schließlich tintenblau, bevor es ganz dunkel wird.
Vor diesem Hintergrund geben die Palmen und

Hausboote eine wunderschöne, kitschige Kulisse ab.

Schließlich landen wir wieder in der Klinik. Schnell noch die bittere Medizin und das staubtrockene Pülverchen genommen, bevor wir uns zu Reis mit Karotten und Cashewnüssen an den Tisch begeben. Dazu gibt es Curry, in dem auch Drumsticks drin sind, Stücke von den Früchten des Meerrettichbaums, auch Moringabaum genannt. Die Stücke sind sehr holzig und man schabt das weiche Fruchtfleisch auf der Innenseite ab, das holzige Trägerstück bleibt übrig. Ich finde dieses Gemüse nicht so aufregend, es muss aber ungeheuer gesund sein.

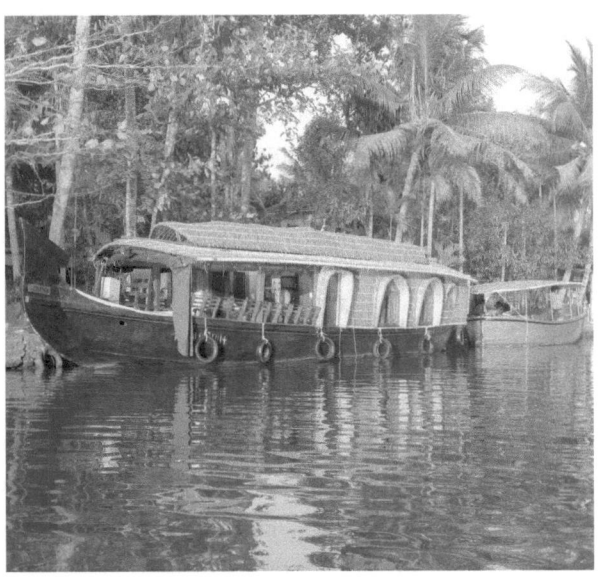

Die Geistheilerin

Morgens werde ich wie üblich massiert, mit Säckchen malträtiert und abgeführt. Bei der Visite kneift der Arzt an allen möglichen Stellen herzhaft, jedoch nicht schmerzhaft, in meinen Speck. Es ist wirklich erstaunlich, aber seine kräftigen Klammergriffe tun mir einfach nicht mehr weh. Das ist das Zeichen dafür, dass ich nun sauber bin. In den nächsten Tagen wird dieser Zustand endlich mittels Ölmassagen stabilisiert. Das ist die eine gute Nachricht. Die andere ist, dass ich heute zur Prana-Heilerin kann. Das ist eine hochgradig esoterische Geschichte, die mich einfach interessiert. Es handelt sich um eine Art Geistheilung und der Arzt ist von dieser Heilerin sehr angetan. Er selber sagt, die Sache wäre ihm unerklärlich, aber Tatsache ist, dass diese Frau bei vielen seiner Patienten schon Erstaunliches geleistet hat. Ich habe jetzt kein besonderes Problem, aber auch bei einem Menschen ohne Probleme schadet es nicht, wenn man seine Chakren oder Energiezentren reinigen lässt. Mit etwa 15 Euro ist so eine Sitzung auch bezahlbar, und so holt mich Anis, unser Stamm-Tuktukfahrer, nach dem Mittagessen ab. Er braust wie immer verwegen los und bedrängt nach einiger Zeit eine

Rollerfahrerin. Ich bin ein bisschen schockiert, denn die Frau macht alles richtig, aber er drängt sie ab. Was soll das werden? Nun stehen beide auf dem Seitenstreifen. „Meine Frau", sagt Anis stolz. Ich begrüße sie. Sie ist Lehrerin und gerade auf dem Weg zur Arbeit. Ihr Mann steckt ihr ein wenig Haushaltsgeld zu, und dann fährt wieder jeder in seine Richtung davon.

Wir kommen an ein ansehnliches Haus in einem ansehnlichen Viertel. Auf der Veranda ist schon alles aufgebaut. In der Mitte steht ein Stuhl, davor und dahinter jeweils ein Hocker und rechts und links davon jeweils eine Schüssel Wasser. Eine junge Frau ist da. Sie ist sehr nett, aber ich kann mich kaum mit ihr unterhalten, da sie kein Englisch spricht. Nach einer Weile kommt die Heilerin. Eine kleine, völlig unauffällige Frau. Sie fragt mich nach meinen Problemen. Nachdem ich keine habe, wird sie meine Chakren ein wenig tunen. Die andere junge Frau ist ihre Helferin, und diese stellt sich hinter mich. Die Heilerin steht vor mir und spielt Luftharfe und wirft irgendwelche, für mich imaginären Stoffe ins Wasser. Das Ganze geht sehr ruhig vonstatten, sie wechselt einige wenige Worte mit ihrer Helferin. Zwischendrin setzt sie sich ein Weilchen, schüttelt ihre Hände aus, schließt die Augen und konzentriert sich. Dann bin ich fertig.

Ich habe nichts gemerkt, nichts hat gekribbelt oder ist heiß geworden, aber ich hatte ja auch nichts, und außerdem begegne ich derartigen Phänomenen mit einer gewissen Skepsis, aber die Erfahrung war interessant und alles andere als unangenehm.

Eigentlich sollte Anis auf mich warten, aber er ist weg. Das macht aber nichts, irgendwann wird er schon auftauchen. Die Heilerin bietet mir einen Stuhl und einen Kräutertee an. Wir unterhalten uns ein bisschen. Sie sieht die Menschen von einer farbigen Aura umhüllt und sieht sehr schnell, wo ein Defekt ist und wo es an etwas fehlt, und den füllt sie dann energetisch auf. Ihre Anfänge waren nicht einfach, weil sie als Kind der Meinung war, dass jedermann die Menschen so wie sie wahrnimmt. Sie hat auch gesehen, dass manche Menschen sehr krank waren und bald sterben würden. Für ihre Eltern war das ganz fürchterlich und sie verbaten ihrer Tochter, über diese Dinge zu reden. Da die Tochter aber nicht wusste, was „diese Dinge" waren, verstummte sie weitgehend und fühlte sich sehr verunsichert und allein. Da sie eine Neigung fühlte, Menschen zu helfen, begann sie ein Medizinstudium, das sie allerdings bei ihrer Heirat aufgab. Sie widmete sich ihren Kindern, doch war sie mit diesem Leben nicht zufrieden. Ihr Mann wollte, dass es ihr gut ginge und animierte sie, das zu tun, was sie erfüllte. Daraufhin begann sie eine Heilpraktikerausbildung. Im Rahmen einer Fortbildung erfuhr sie etwas über energetisches Heilen, was für sie eine Offenbarung war: Die Sache mit den farbigen Auren, das gab es wirklich, und nur ganz besondere Menschen konnten das erkennen! Daraufhin fühlte sie sich im Leben angekommen und arbeitet seitdem als energetische Heilerin.

Inzwischen kommt eine andere Frau, eine Freundin der Heilerin, die sich als Ambika vorstellt. Sie lebt hauptsächlich in Kanada und ist hier auf Heimaturlaub. Ambika redet mit der Assistentin und ich gucke immer wieder zu ihr hin. „Was guckst du", fragt sie mich nach einer Weile sichtlich irritiert.

„Du hast so ein schönes Kleid an". Und in der Tat trägt sie einen Shalwar Kameez, also eine Pluderhose mit Kleid, aus weißer Spitze. Sie wird sofort freundlicher. „Gefällt es dir? Dann solltest du dir auch so eins nähen lassen. Sich was nähen zu lassen gehört zu den grundlegenden Indien-Erfahrungen."

Ich habe damit eher schlechte Erfahrungen gemacht, aber mit einer Inderin an meiner Seite könnte ich es nochmal probieren. Wir verabreden uns für den nächsten Nachmittag bei der Hauptpost, weil es ansonsten in Kottayam wenig zentrale

Punkte gibt, wo man eine ortsunkundige Person hinschicken kann.

Am Abend muss ich mir wieder ein Video ansehen, denn morgen ändert sich mein Programm. Ölmassage, kein Einlauf und kein Stirnguss mehr, dafür aber Nasenreinigung. Davon habe ich schon viel Fürchterliches gehört, obwohl das Video mich nicht erschreckt, bei dem ich den Arzt rotzen sehe. Ja, man muss alles Mögliche machen, was einem mühsam aberzogen worden ist. Aber nach allem, was bisher war, sollte das ein Klacks sein. Nur einmal schüttelt es mich, als unser statistik- und messwertverliebter Arzt erzählt, dass er innerhalb einer Woche einen Liter Rotz aus sich herausbefördert hat.

Die Nacht wird unruhig. Die Reisernte hat begonnen. Riesige Mähdrescher fahren durch die Felder, rund um die Uhr. Bei Dunkelheit werden die mächtigen Scheinwerfer eingeschaltet und in dieser ansonsten dunklen und stillen Umwelt wirken diese Maschinen, als würden lärmende Ufos einen Landeplatz suchen.

Sex ohne Sex aus zweiter Hand

Die Ölmassage ist himmlisch! Ein sanftes, wohltuendes, verwöhnendes Streicheln. Doch zuvor muss ich die Bauch- und Rückenmassage über mich ergehen lassen, und danach muss ich ins Dampfbad. Dazu muss ich mich in einen hölzernen Schrank setzen, aus dem nur noch mein Kopf rausguckt. Unten ist eine Öffnung, durch die der Dampf eingeleitet wird. Der Dampf wird in einem Schnellkochtopf erzeugt, der auf einem Gaskocher steht. Am Ventil ist ein flexibler Schlauch befestigt, und daran wiederum eine Dampfdüse.

Gut gelaunt nehme ich nach dem Essen wieder Anis' Tuktuk, um mich mit Ambika zu treffen. An der Hauptpost herrscht so ein Gedränge, dass ich sie zunächst nicht finde. Wir müssen uns für die Shoppingtour stärken, und so steuern wir zunächst ein Restaurant an. Ambika will mich zum Essen einladen, aber leider muss ich bis auf Kräutertee alles ablehnen. Ambika aber bestellt sich einige Leckereien. Gemüse mit saurer Sahne oder was Ähnlichem. Jedenfalls lacht mich das Fett darin an und sagt: „Iss mich."

Ich antworte: „Du kannst mich mal", und bin stolz darauf, dass ich auch jetzt nicht schwanke.

Ambika bestellt sich nun Gulab Jamun, goldbraun frittierte Bällchen aus eingekochter Milch, während ich mir die nächste Tasse Kräutertee zuführe. Die Milchbällchen zwinkern mir verführerisch zu, aber ich bleibe unbeugsam.

Ambika holt einen Block aus ihrer Tasche. Sie hat sich schon ganz genaue Vorstellungen davon gemacht, was ich brauche. Da ich selber gar keine Vorstellung habe, widerspreche ich auch nicht, und so ist gleich klar, wo wir den Stoff kaufen werden. Der Stoffladen ist riesig und es wuselt darin. Vor unendlichen Stoffballen befinden sich Tresen mit Stühlen. Die Verkäufer holen die gewünschten Stoffe hervor, die Kunden befühlen sie, gestikulieren, entscheiden sich für ein paar Meter oder nicht. Für einen Shalwar Kameez gibt es auch schon fertige Sets zu kaufen, in denen verschiedene Stoffe in der richtigen Menge kombiniert sind – vorausgesetzt, frau hat eine indische Durchschnittsfigur. Ambika hat Bedenken, dass die üblichen Kombis für mich nicht reichen. Zu den Verkäuferinnen ist sie ziemlich rüde und arrogant, ein Verhalten, das ich auch bei vielen anderen Kunden sehe. Schließlich haben wir die verschiedenen Stoffe beisammen. Jetzt müssen wir noch einen Schal finden, der zwingend zu diesem Kleidungsstück gehört. Den Schal legt frau sich quer über den Busen, damit man diesen nicht sieht. Es dauert ziemlich lange, bis wir was

Passendes gefunden haben. Wobei ich ziemlich schnell was gefunden habe, Ambika aber meinte, dass es noch etwas Besseres gäbe. Wobei ich sowieso nicht gern shoppe und der heutige Tag eine Ausnahme ist. Es geht mir ja auch nicht ums Shoppen, sondern um das Nähabenteuer mit Inderin.

Wir machen uns auf dem Weg zum Schneider. Ambika sagt mir, dass ich jetzt höllisch aufpassen muss, denn ich soll den Schneider ja am nächsten Tag allein finden. Ich versuche, mir in den vielen verwirrenden Straßen markante Punkte zu merken, aber ich fühle mich sehr gestresst und halte es für möglich, dass ich dort nicht wieder hinfinde. Wir landen in einem Raum fast ohne Tageslicht, in dem es sehr muffig riecht. Wie furchtbar, dort arbeiten zu müssen! Zwei Frauen und ein Mann sind offensichtlich sehr erstaunt, dass eine Europäerin den Weg zu ihnen gefunden hat, aber in Wirklichkeit hat die Europäerin den Weg dorthin auch nicht gefunden. Ambika holt wieder ihren Block heraus, die Stoffstücke werden sortiert und besprochen. Dann wird an mir Maß genommen.

Als ich zurückkomme, begegnet mir Danuta. Sie leuchtet und sieht glücklich aus. Ich frage sie, was ihr passiert ist. Sie rollt versonnen mit den Augen. „Ich hatte Sex ohne Sex!"

Ich gucke sie groß an.

„Doch. Ich hatte eine Reissäckchenmassage, die geradezu unvorstellbar war. Der helle Wahnsinn. So was habe ich noch nie erlebt!"

In der Zwischenzeit ist Meral hinzugekommen und hört Danutas ekstatischen Erzählungen mit wachsendem Erstaunen zu. Was genau hat Danuta erlebt? Sie strahlt zwar aus allen Poren, rückt aber nicht so richtig mit der Sprache raus. Wir gucken, ob der Arzt zufällig noch da ist. Er ist noch da. Wir gehen zu ihm und sagen, dass wir auch die Reissäckchenmassage wollen. Aber der Arzt rät uns ab. Wenn wir unbedingt wollen, kriegen wir sie auch, aber die Reissäckchenmassage führt dazu, dass man zunimmt.

Mist! Jetzt heißt es Abwägen zwischen den ungeahnten Lustgefühlen, die uns eine neue Massagetechnik verpassen kann, und den tatsächlichen Lustgefühlen, wenn bisher allen Versuchen widerstehende Problemzonen plötzlich von alleine schrumpfen. Ich gucke auf meinen verschwundenen Bauch, der mich mindestens 15 Jahre gequält hat und auch Meral guckt kritisch an ihrer Figur entlang. Wir verzichten seufzend auf die Reissäckchen.

Es wird Zeit für Nasyam, die Nasenreinigung. In Meral sträubt sich alles dagegen, während ich gelassen mit meinen Behandlerinnen mitgehe. Ab auf die Liege. Ich muss den Kopf nach hinten legen, Nasen- und Stirnhöhlen werden massiert. Dann bekomme ich warmes Butterschmalz in die Nasenlöcher getropft. Nun muss ich hochziehen, was das Zeug hält, und wenn der Naseninhalt die Kehle hinunterläuft, in einen orangenen Spucknapf ausspucken. Hochziehen, ausspucken, hochziehen, ausspucken. Immer wieder, bis nichts mehr kommt. Anschließend bekomme ich eine dicke Augenbinde, während mir eine Dampfdüse aus dem Dampfbad unter die Nase gehalten wird. Und wieder: hochziehen und ausspucken, bis nichts mehr geht.

Lindsy stellt den Schnellkochtopf runter und zündet an der Flamme eine überdimensionales Räucherstäbchen an. Sie schiebt mir einen Papiertrichter ins Nasenloch und ich muss den Rauch einatmen – und fürchterlich husten. Aber da ist Lindsy gnadenlos. Ich muss den wirklich heißen Rauch inhalieren, bis ich meine Dosis intus habe. Dann muss ich wieder hochziehen und ausspucken. Meine Augen tränen und meine Ohren klingeln. Jetzt muss ich noch mit einer ziemlich angenehmen Flüssigkeit gurgeln, und dann bin ich fertig.

Als ich den Behandlungsraum verlasse, trifft mich der Schlag: Ich rieche viel mehr! Es ist eine echte Offenbarung. Als hätte ich bisher nur schwarzweiß verschwommen gerochen, und jetzt plötzlich scharf und in Farbe. Einzelgerüche vereinigen sich zu einer Symphonie, bleiben aber identifizierbar. Verschiedene Blüten, Pfützen, Erde, Kühe, frisch gemähte Reisfelder ... in einem Atemzug offenbart sich eine ganze neue Welt!

Meral hingegen ist regelrecht traumatisiert. „Lieber zehn Einläufe als eine Nasenreinigung. Ich mache das nie mehr wieder!"

Die ganze Auffahrt zur Klinik wird mit Folien ausgelegt. Ein Mähdrescher fährt heran und leert einen riesigen Berg Reis auf die Folie, der von den klinikeigenen Reisfeldern stammt.

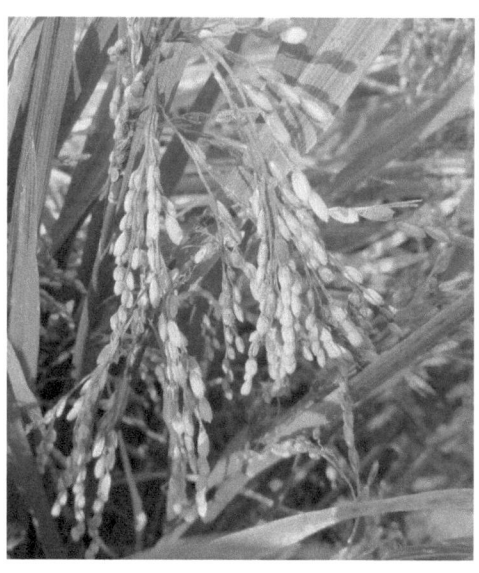

Falsche Maße und Nasenqualen

Eigentlich dachte ich ja, dass die Ölmassagen das Nonplusultra sind und habe mich die ganze Zeit schon darauf gefreut, doch seit ich weiß, dass es Massagen gibt, die wie Sex ohne Sex sind, empfinde ich diese Massage als unsinnliches Gerubbel und Gezerre.

Ja, bis jetzt entspricht der Tag nicht so ganz meinen Erwartungen. Nachdem ich immer so fleißig und eifrig beim Yoga geübt habe, bleiben mir ja nur noch ganz wenige Tage, um den Kopfstand zu schaffen. Aber heute hatte ich das Gefühl, dass es niemals klappen wird.

Vor der Klinik herrscht geschäftiges Treiben. Arbeiter schaufeln emsig den Reis von der Auffahrt in Schubkarren und bringen ihn in ein Lagerhaus. Der Reis sieht aus wie ein riesiger Sandberg und ich kann mit Müh und Not das kindische Bedürfnis unterdrücken, in diesen Reisberg zu springen und mit den Körnern zu spielen. Erst recht, nachdem ich ahne, welche Gefühle Reiskörner auf der Haut auslösen können.

Nachdem ich fertig massiert und bedampft bin, mache ich mich auf den Weg zum Schneider. Meral und Danuta kommen mit. Es fängt an zu schütten. Deswegen ist eine genaue Wegplanung vonnöten. Ich schaffe es, das Tuktuk fast bis vor dieses trübe Atelier zu dirigieren. Zu meiner Überraschung ist Ambika auch da und wartet auf mich. Ich verschwinde hinter einem provisorischen Vorhang und ziehe die Hose an. Sie passt. Aber der Schnitt ist so, dass sie auch passen würde, sollte ich mich verdoppeln oder halbieren. Das Kleid. Es bleibt mir auf Schulterhöhe stecken. Da hat wohl jemand falsch Maß genommen! Ja, es rutscht einfach nicht nach unten, auch wenn ich noch so zerre. Gut, ich hatte das Ganze ja nicht gemacht, um ein neues Kleidungsstück zu bekommen, sondern um mit einer Inderin unterwegs zu sein, da ich dieses Outfit in Deutschland eher nicht tragen werde. Trotzdem hadere ich. Die anderen wundern sich, dass ich ewig nicht hinter dem Vorhang hervorkomme. Als ich schließlich hervortrete, biete ich natürlich mit dem auf den Schultern hängenden Kleid ein Bild des Jammers. Ambika und die Schneiderin fangen sofort an, heftig zu diskutieren. Dann beginnt die Schneiderin, nach Ambikas Anweisungen das Kleid aufzutrennen und neu zusammenzusetzen, aber wo Stoff abgeschnitten ist, kann man nichts mehr machen. Außer Nähten mit hauchdünner Nahtzugabe. Ich verschwinde wieder hinter dem Vorhang und kriege das Kleid über die Brust. Allerdings sollte ich wohl nicht zu heftig einatmen. Es werden noch kleinere Korrekturen vorgenommen, dann zahle ich die sechs Euro, die das Nähen gekostet hat. Ich verabschiede mich endgültig von Ambika und wir fahren zurück.

Den restlichen Tag trage ich mein neues Kleid. Es sieht schön aus, aber es trägt sich nicht gut. Die Shalwar Kameez sehen so luftig aus, aber die zusammenliegenden Stoffmassen der Hose und der unnütze Schal wärmen ganz enorm. Da sind kurze Hosen und T-Shirts eindeutig die bessere Wahl. Doch in der Dämmerung bemerke ich einen Vorteil: In diese Stoffmassen verirren sich auch die Moskitos nicht und landen wesentlich weniger Treffer.

Ich muss zur Nasenreinigung. Meral wäre eine halbe Stunde nach mir dran, doch sie hat den Termin abgesagt. Allerdings hat sie nicht mit der indischen Hartnäckigkeit gerechnet. Der Arzt und die Behandlerinnen reden auf sie ein wie auf ein krankes Pferd, und schließlich gibt sie nach, zumal ich zum Händchenhalten mitkomme. Und so werde ich unmittelbare Zeugin von Merals Leiden. Sie quält sich wirklich und es schüttelt sie. Shansy versucht, ihr die Behandlung mit einer Mischung aus Sanftheit und Gnadenlosigkeit so erträglich wie möglich zu machen, doch als Meral fertig ist, stellt sie fest, dass es ein Fehler war, nachzugeben. Nein. Nasenreinigung nie mehr wieder!

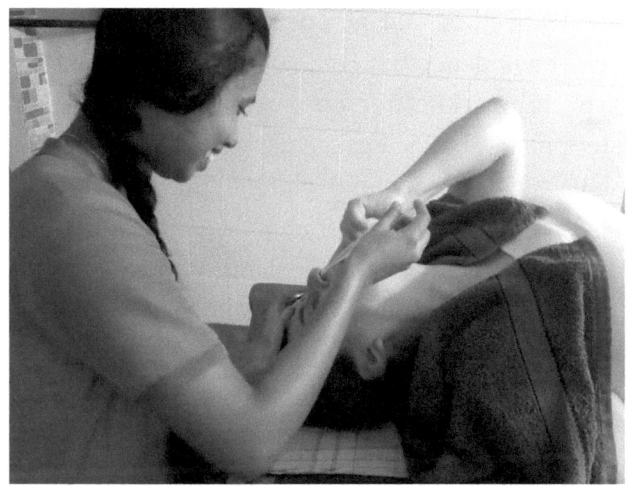

Schönheits-OP ohne Schönheits-OP

Zunächst strecke, dehne und verknote ich mich, dann werde ich wieder geölt, gewalkt, bedampft. So langsam neigt sich die schöne Zeit dem Ende zu. Mein Bauch ist auf geradezu spektakuläre Weise verschwunden. Ich frage mich, ob ich dort tatsächlich ein Speckpolster oder nicht eher ein Schadstoffpolster hatte. Egal – der Bauch ist weg. Ich sehe auch frischer und glatter aus. Ayurveda ist also auch Schönheits-OP ohne Schönheits-OP. Und dann noch an Bauch und Gesicht!

Ich sollte mich mal wieder auf fernöstliche Primärtugenden besinnen und etwas Ruhe walten lassen, denn in den letzten Tagen war ich immer wieder weg. Zwar muss ich noch Mitbringsel für diverse Leute besorgen, aber morgen ist noch ein Tag. Heute bleibe ich hier.

Die Mähdrescher fahren immer noch geschäftig auf den Feldern herum, aber dort, wo der Reis schon weg ist, sind die Wege etwas breiter, und mit Meral mache ich einen Spaziergang ins nächste Dorf. Ich zücke immer wieder meine Kamera, um alle wesentlichen Eindrücke auf den Chip zu bannen. Bei der Gelegenheit möchte ich auch einen Blick in die Hotelküche werfen, und die Amah bittet mich freundlich herein. In einem kleinen, dunklen, aber pieksauberen Raum werkelt die Amah mit zwei ebenfalls alten Helferinnen. In diesem Räumchen wird dreimal pro Tag frisches Essen für mindestens 50 Personen gekocht. Die Amah legt einen Scheit nach, denn was hier in den Töpfen kocht und brutzelt, wird von einem Holzfeuer beheizt. Auf einem Küchentisch liegen ein riesiges Messer und drei schiefe, krumme, knorrige Karotten, die ohne jegliche EG-Norm frei wachsen durften, wie es ihnen behagt. Wohlwollend nehme ich zur Kenntnis, dass sie sehr bio aussehen. Bald werden sie kleingeschnippelt in einem Topf landen, von denen sich in einer Ecke mehrere stapeln. Die Töpfe haben in Indien im ganzen Land einen Kragen. Sie verjüngen sich nach oben hin, werden schmaler, bis sich schließlich ein breiter Rand ausstülpt.

Eine Glühbirne baumelt von der Decke, und in einem Vorraum stehen ein paar Kühlschränke. Aber mehr Strom gibt es offensichtlich nicht. Die Kräuter, Gewürze, Nüsse und das Gemüse werden von Hand kleingeschnitten und dann in stundenlanger, mühseliger Arbeit zu einem Curry oder Chutney (werde ich den Unterschied jemals verstehen?) verwandelt. Ja, auch wenn mir das vegane Essen langsam auf den Geist geht, muss ich anerkennen, dass alles frisch, gut gewürzt und auf den Punkt gegart ist. Ich stelle mir nur gerade vor, dass ich derlei mit einem Herdfeuer gleich für 50 Personen bewerkstelligen müsste ...

Jetzt ist die Zeit fast herum, aber eigentlich wäre es ein Abenteuer, einfach nur einen Tag lang in der Küche zu stehen und zu gucken, wie diese alten Mütterchen die Truppe bekochen. Obwohl, das würde auch nicht funktionieren, weil die Küche so klein ist, dass ich permanent allen im Weg wäre. Und so freue ich mich über dein Einblick, den die Amah mir in ihr Reich gewährt hat.

Es stellt sich als Glücksfall heraus, dass ich nicht weggegangen bin, denn das Haus für Kutee Praveshika Rasayana wird gerade für den nächsten Gast vorbereitet, und so können alle, die sich dafür interessieren, es jetzt besichtigen. Ich bin natürlich sofort dabei.

Die Tür zu diesem quadratischen Haus befindet sich im Osten, die wenigen Fenster sind direkt unterm Dach ausgespart. Spärliches Licht fällt zwischen zwei Wände, und wir befinden uns mittendrin. Fast ein bisschen wie bei Indiana Jones auf dem Weg zum Tempel. An der inneren Wand befinden sich die Fenster, oder vielmehr Lichtöffnungen, auf Bodenhöhe. Das Licht kann also nicht direkt durch, sondern fällt oben durch die äußere Wand nach unten auf die nächsten Lichtöffnungen und schwächt sich auf diesem langen Weg im Quadrat ab, falls sich noch jemand an den Physikunterricht erinnert. Der Weg in den Aufenthaltsraum ist maximal lang, denn die Tür durch die innere Wand befindet sich im Westen. Als wir diese Türschwelle übertreten, grenzt uns eine neue Wand ein. An dieser Wand sind die Lichtöffnungen wieder oben, sodass das bereits massiv abgeschwächte Licht sich mühsam von unten nach oben durcharbeiten muss und sich dabei fast gänzlich auslöscht. Wir laufen nun wieder zurück, denn die Eingangstür zum letzten Raum befindet sich abermals im Osten. Wir haben Taschenlampen dabei, deswegen ist es nicht schlimm, dass man fast nichts sieht. Vor uns eröffnet sich nun ein Raum, schätzungsweise zwanzig Quadratmeter groß. Es wäre ohne Taschenlampen ziemlich dunkel. So sehen wir aber ein einfaches Doppelbett, einen Tisch, einen Stuhl und eine Hakenleiste. Im Bad befindet sich eine Toilette und ein Waschbecken. Dusche gibt es keine, weil man ja während der Behandlung nicht duschen soll. Lediglich Katzenwäsche ist zulässig. Sowohl im Bad als auch im Zimmer befindet sich ein Telefon. Der Insasse soll das Gefühl haben, jederzeit raus zu dürfen. Es gibt genügend Platz, um alle möglichen Yogaübungen zu machen oder wie ein Käfigtiger auf und ab zu laufen.

Dr. Sreejit entwickelt derzeit Programme, die auch nach nur sieben oder 14 Tagen Wohltaten versprechen, denn Europäer mindestens 30 Tage in so einen Raum zu stecken, das funktioniert nicht. Ja, gesteht der Arzt, der eine oder andere Patient habe die Behandlung abgebrochen, auch hätten sich manche schlecht benommen, was immer darunter zu verstehen ist. Beim Rausgehen gucke ich mich nochmals im Raum um. Könnte ich es hier einen Monat aushalten? Ich bin nicht sicher.

Am Abend unterhalten wir uns mit der Ärztin und Malika, und die Gespräche finde ich äußerst interessant. Malikas Oma ist aus Kerala. Sie hatte ein kleines Lehmhäuschen mit einem Dach aus Palmblättern. Auf dem Grundstück waren einige Gemüsebeete, mehrere Hühner und ein Ziehbrunnen. Die Oma lebte glücklich und zufrieden, ihre Kinder schwärmten ins Ausland und machten Karriere. Ein Sohn brachte einen Kühlschrank mit und drängte seine Mutter, sich einen Stromanschluss legen zu lassen, um an den modernen Zeiten teilzunehmen. Doch als der Sohn das nächste Mal kam, gab es immer noch keinen Strom, und die Oma hatte alle ihre Bücher in den Kühlschrank gestellt, den sie für diesen Zweck für ideal hielt ...

Die zwei Inderinnen erzählen weiterhin Dinge, denen ich höchst interessiert zuhöre. Zum Beispiel, wie man heute noch vielfach heiratet. Die Familie sucht einen Heiratsvermittler auf, der einen Partner mit dem gleichen Beruf und einem passenden Horoskop finden sollte und, das darf man gar nicht laut sagen, gilt aber noch immer – er sollte natürlich aus der gleichen Kaste stammen. Wenn dann alle Parameter passen, wird geheiratet. Liebe, Leidenschaft, Romantik und ähnliche Dinge spielen für die Hochzeit keine Rolle. Ich habe den Eindruck, dass die Ehepartner mit der gleichen Nüchternheit gesucht werden, mit der wir einen Arbeitsplatz suchen.

Malika erzählt von einem Verwandten, einem etwas schwierigen jungen Mann, der mit den ihm vorgestellten Frauen nie zufrieden war. Es wurde aber langsam Zeit. In Kerala heiratet man vorzugsweise im Dezember, und dann sind alle Festsäle ausgebucht. Man muss also seine Hochzeit beizeiten vorbereiten, wenn man standesgemäß heiraten will. Also kündigten die Eltern dieses jungen Mannes die Hochzeit ihres Sohnes im nächsten Dezember an. Der Name der Braut blieb offen. Sie würde sich noch bis zum Termin finden. Die Familie stellte dem Mann immer wieder neue Frauen vor, die ihm aber nach wie vor nicht behagten. Schließlich entschied der Mann sich zwei Tage vor der vorgesehenen Hochzeit für eine Frau. Angesichts der riesigen

Erwartungshaltung und der geplanten Feier wird ihm wohl nichts anderes übriggeblieben sein.

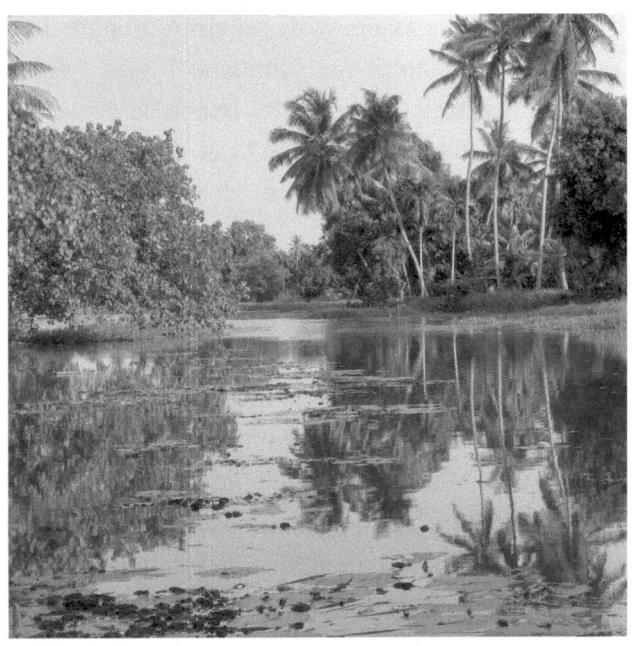

Gute Vorsätze, schlechte Umsetzung

Zum letzten Mal lasse ich mich massieren. In meinem Rücken sind immer noch Knubbel. Für meinen Rücken war die Kur definitiv zu kurz. Dafür war sie für meinen Magen zu lang. Ich muss feststellen, dass zur Freude am Leben ein gewisses Ausmaß an ungesunder Ernährung gehört. Mein verschwundener Bauch ist ein Wunder. Lindsy und Suraby haben einen tollen Job gemacht.

Heute ist die Visite beim Arzt ganz ausgiebig. Zunge, Gelenke und Haut werden geprüft, wir werden nach unserem Befinden gefragt. Alle blauen Flecken sind weg. Wir sehen aus, als hätten wir kein bisschen gelitten. Der Arzt ist sehr zufrieden mit mir. Sagt, dass bei mir schon einige hässliche Krankheiten auf der Lauer waren, die er weit weggeschoben hat. Das hört sich jedenfalls toll an. Beweisbar ist es nicht, aber ich glaube schon, dass da was dran ist.

Doch damit ist die Kur nicht zu Ende. Wichtig ist, dass wir das, was uns wohltuend erschienen ist, im Alltag weiterpflegen. Und da hat der Arzt einen sehr pragmatischen Ansatz. Ihm ist klar, dass wir nicht jeden Morgen bei Sonnenaufgang Yoga machen werden. Noch dass wir uns so gesund ernähren werden wie hier. Noch dass wir einen Bogen um die Hektik schlagen. Deswegen hat es auch keinen Sinn, derartige Ratschläge zu geben. Wir sollten uns überlegen, was uns am wichtigsten war und wie wir das so in unseren Alltag integrieren können, dass es erhalten bleibt.

Ich will, dass mein Bauch wegbleibt. Andererseits weiß ich, dass ich auf Butter, Pommes, Pralinen, Sahnetorte, Wein, Bier und anderes nicht dauerhaft verzichten kann. Aber ohne diesen Verzicht kommt der Bauch wieder. Wie soll man da ein erträgliches Gleichgewicht finden?

Wie wäre es, wenn ich auf eine Mahlzeit verzichte? Ich müsste auf nichts dauerhaft verzichten und würde dennoch deutlich weniger essen. Davon abgesehen, sind längere Fastenperioden sowieso gesundheitlich gut. Ich nehme mir vor, in Zukunft auf das Frühstück zu verzichten, mir aber ab Mittag keine Beschränkungen aufzuerlegen. Dann muss ich jeden Tag nur ein bisschen leiden und kann es mir ansonsten gut gehen lassen.

Nach dem Essen ist es Zeit für die letzte Shoppingtour. Anis holt Meral, Flora und mich ab. Was wäre Indien ohne Gewürze? Es gibt Gewürze auf dem örtlichen Markt. Da greift der Verkäufer beherzt mit bloßen Händen rein und verpackt die gewünschte Menge in einer alten Zeitung. Das ist Leben, das ist Folklore, aber das will man nicht unbedingt auf dem Teller haben. Wobei ich mir denke, dass das egal ist, wenn die Gewürze mitgekocht werden. Hinzu kommt, dass auf dem Markt das Preisniveau ganz erheblich schwankt und man als Ausländer nicht ohne indische Begleitung einkaufen sollte, aber wir haben keine indische Begleitung. Also fährt Anis uns zu einem ordentlichen Gewürzladen. Der könnte glatt in Europa stehen und ist so ähnlich wie ein Reformhaus eingerichtet. In Schütten aus Plexiglas sind die Gewürze, ein Schäufelchen hängt an einer Kette dran, Plastiktüten liegen daneben. Pfeffer, Ingwer, Galgant, Kardamom, Zimt, Sternanis und Nelken wandern in die Plastiktüten, die verschweißt werden. Die Digitalwaage zeigt das genaue Gewicht an, der Preis stimmt mit den Schildern überein. Alles richtig, alles gut, aber der Markt bleibt pittoresker.

Ich will noch ein bisschen einkaufen und mich irgendwo absetzen lassen, wo man gut bummeln kann, aber das geht hier nirgendwo. Hier reiht sich ein kleines Geschäft ans nächste, aber bestimmte Dinge gibt es nicht, dafür muss man ganz woanders hin. Von mir möchten Leute CDs mit Meditationsmusik mitgebracht haben. Anis fragt sich durch, bis er weiß, wo er mich hinbringen muss. Wir brausen durch eine Straße, in der Schmuck verkauft wird. In den Schaufenstern ist das Gold dermaßen dicht gestapelt, dass man kaum noch was anderes sieht. Armreifen sind zu Türmen aufgeschichtet. Endlich finden wir den CD-Laden. Die Verständigung ist schwierig, aber am Ende halte ich ein paar CDs in den Händen, mit denen die Empfänger zufrieden sein könnten. Und so geht es weiter. Anis muss uns jedes Mal mehrere Straßen weiterfahren, bis wir am gewünschten Geschäft sind. Schließlich haben wir unsere Mitbringsel soweit zusammen.

Nun geht es ans Packen. Um zehn Uhr heute Abend werden wir abgeholt und zum Flughafen gebracht. Um zwei geht unser Flieger. Eine ungemütliche Nacht ... Ich versuche, noch ein wenig zu schlafen, bin aber zu nervös. Schließlich werden wir abgeholt und juckeln durch die Nacht dem Flughafen entgegen. Als wir in die Außenbezirke von Kochi kommen, stinkt es. Nach Rauch, Benzin, Kohle, verbranntem Plastik, Toxinen. Es tut mir regelrecht weh, dass ich das meiner frischgereinigten und geschärften Nase zumuten muss, aber Nichtatmen ist keine Alternative. Tragisch ist, dass nach einigen Stunden in dieser Luft mein Riechkolben wieder beschlägt und ich nun, wie vor der Nasenreinigung, unscharf und undifferenziert rieche.

Schließlich sitzen wir da und warten auf unseren Flug. Neben uns ist ein Geschäft, in dem es Nüsse und Chips gibt. Ein paar Rupien haben wir noch, die wir unters Volk bringen sollten. Meral ist der Meinung, dass die Kur jetzt wirklich vorbei ist und wir nun Nüsse und Chips essen dürfen. Große Überzeugungsarbeit muss sie bei mir nicht leisten, aber ich komm mir schon wie eine Sünderin vor, als ich in die fetten Chips beiße.

Und nein, die Kur ist doch noch nicht vorbei. Im Flieger mampfen die Leute neben uns ein leckeres Hühnchen, aber wir bekommen Bittergurken-Curry und Reis. Meral betrachtet leicht panisch ihre vom Stirnguss misshandelten Haare. In zwei Tagen muss sie wieder im Salon stehen, souverän und gepflegt.

Wir landen in Abu Dhabi, wo wir mehrere Stunden Aufenthalt haben. Wir haben viel Zeit und magische Plastikkärtchen, mit denen man hier alles bekommt. Ein gelbes, geschwungenes M verfolgt mich unnachsichtig und drängt sich mit aller Macht in mein Bewusstsein und in mein Lustzentrum. Ich sage Meral, dass ich zu McDonald's will.

„Spinnst du? Direkt nach der Kur dorthin? Das kannst du nicht bringen."

Eine Minute später ...

„Obwohl, warum eigentlich nicht? Schließlich haben die guten Kaffee."

Wir gehen und ich bestelle: „Einen Big Mac und einen Kaffee."

„Zwei Big Mac", fällt Meral mir ins Wort. „Und Pommes."

„Zweimal Pommes und eine große Cola", ergänze ich.

Wir essen, als gäbe es kein Morgen. Und es schmeckt! Es schmeckt tierisch gut.

Danach haben wir ein schlechtes Gewissen. Wie konnten wir nur? Welche Strafe droht uns jetzt? Magenkrämpfe, Verdauungsbeschwerden?

Erstaunlicherweise passiert uns nichts. Wir sind einfach satt und zufrieden, und so kommen wir auch wieder zu Hause an.

Nachtrag

Die Kur ist nun über ein halbes Jahr her. Mein Bauch ist immer noch weg, das mit dem Verzicht aufs Frühstück klappt sehr gut. So bleibt noch Raum für unverzichtbare Sünden. Den Kopfstand kann ich immer noch nicht. Mein Stoffwechsel stellt immer noch zu viel Speck her, statt ihn in Wärme umzuwandeln.

Meral hat es damals tatsächlich geschafft, binnen Tagesfrist ihren Kopf in einen ansehnlichen Zustand zu versetzen. Und sie hat es geschafft, sich nicht noch eine zusätzliche Aufgabe aufzuhalsen. Ohne die Kur wäre sie wahrscheinlich im alten Trott geblieben und hätte gedacht, dass die neue, aufreibende Aufgabe unverzichtbar sei. Bei allem Elend war dieses komplette Ausklinken aus dem Alltag sehr wertvoll. Wieder eine Kur, später mal? Ja gerne! Aber dann eher wellnessorientiert.

Ich bin gesund geblieben. Ich hatte eine turbulente und sehr anstrengende Zeit, die mich sehr viel Kraft gekostet hat. Ich bin ziemlich sicher, dass ich ohne die Kur zusammengeklappt wäre.

Die Folter hat sich gelohnt.

Kutee Praveshika Rasayana, der Aufenthalt in der abgeschiedenen Dunkelkammer, geistert auch immer noch durch mein Hirn. Wie oft hatte ich schon das Bedürfnis, mich in ein Erdloch zu verkriechen?

Ja, ich werde zu gegebener Zeit wieder eine Kur machen. Vielleicht auch mit mehr Wellness. Möglicherweise hätte sich mein Rücken von Reissäckchen williger entspannen lassen als von ein paar schraubstockartig knetenden Fingern.

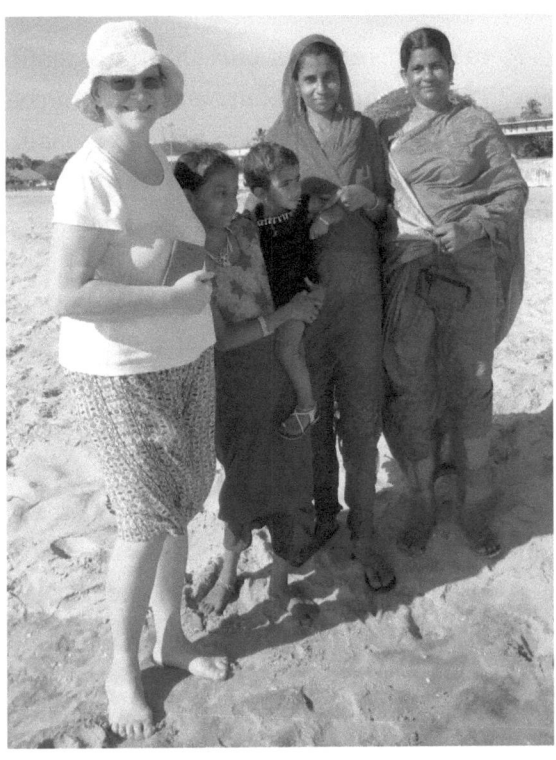

Jetzt haben Sie es bis hierher geschafft!
Wie hat Ihnen dieser Bericht gefallen? Über eine ehrliche Rezension im Internet würde ich mich freuen. Gerne können Sie mir auch eine Mail schicken. Schreiben Sie, was Sie gut fanden oder was ich in Zukunft verbessern kann. Jede Rezension ist eine wirkliche Hilfe für eine unabhängige Autorin ohne Verlag.

Schon im Voraus vielen Dank.

Von der gleichen Autorin zu Indien:

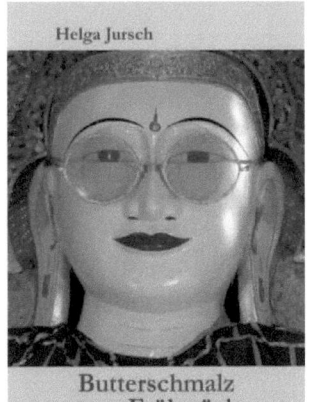

Butterschmalz
zum Frühstück

Reisereportagen aus
Asien

ISBN
978-3-7347-5947-5

auch als eBook

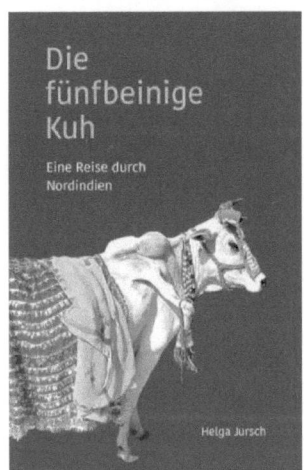

Die fünfbeinige Kuh

Eine Reise durch
Nordindien

ISBN
978-3-7347-7139-2

auch als eBook